KB194117

눈밑지
나 믿지?

눈밑지
나 믿지?

밥 먹고 눈밑지방재배치 생각만 한
성형외과 의사의 진솔한 이야기

최동헌 지음

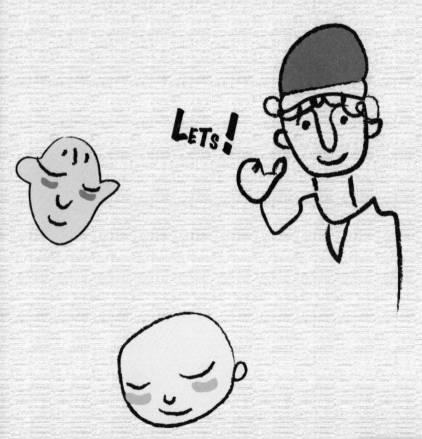

LETS!

voiceprint

아름다운 것은 영원한 즐거움이다.

그 사랑스러움은 더해지고, 허무로 끝나는 법이 없다.

— 존 키츠

나는 매일 아름다움을 디자인한다

"재밌잖아요. 그리고 뭐든지 다 할 수 있잖아요."

사람들이 왜 성형외과를 선택했는지 물을 때마다 나는 천진 난만한 표정으로 이렇게 답했다. 재밌다는 거, 내게 그것은 중요 한 조건이었다.

어려서부터 손재주가 좋았던 나는 당연히 외과 계열을 숙명 으로 생각했다. 첫 PK(Poly Klicin, 의대 본과 3~4학년에 임상 각 과 를 돌면서 실습하는 행위) 실습으로 흉부외과를 순회했는데 심장을 열어 수술하는 교수님 모습에 홀딱 반해 한동안 흉부외과에 가겠다고 다짐한 적도 있었고, 산부인과를 돌 때면 그 과가 가지고 있는 매력에 푹 빠지기도 하였다. 외과 PK 실습 때는 학생 신분임에도 수술 어시스트를 인턴만큼 한다며 칭찬을 받았고, 외과에서 주최한 '타이 대회(손으로 외과용 실의 매듭을 1분간 가장 많이 만드는 사람을 가르는 대회)'에서 준우승했을 만큼 손이 빠르고 정확한 편이었다. 과를 선택하기에 앞서 인턴으로 경험한 모든 외과 계열은 각각의 매력이 있었다. 하지만 늘 머릿속을 맴도는 한 가지 의문.

'그런데…. 내가 평생 이거 하나만 해야 한다고?'

점점 세분화·고도화하는 의료의 특성상 위암, 자궁암 등 각 분야의 권위자일수록 한 가지 수술만 반복적으로 거듭하는 게 현실이었다. 내가 생각하는 인생은 그런 게 아니었다. 한 가지 일만 하면서 한 번뿐인 인생을 단조롭게 끝내고 싶지 않았다.

일반외과가 질환에 의해 발생한 병변을 제거하는 데 초점이 맞추어져 있다면, 성형외과는 무언가를 새롭게 창조하고 재건하는 과였다. 이를테면 모든 과를 통틀어 가장 예술적인 면모를 가졌다는 것. 성형외과는 창조와 재건이 가능한 분야이다. 미적으로 접근할 수 있다는 점도 마음을 사로잡았다. 내가 성형외과를 선택한 건 이런 매력 때문이었다. 그렇게 나는 대한민국에서 채 3천 명이 안 되는 소수만이 면허를 가진 성형외과 전문의가 되었다.

나는 눈밑지방재배치수술 전문가이다. 개원 이후 4년 남짓 동안 눈밑지방재배치수술만 4천여 건을 집도하였다. 절개하지 않고 눈밑지방을 다루는 나의 두 번째 수술 대상은 엄마였다. 그러니 비절개 레이저 수술 방식에 내가 얼마나 확신을 가졌는지는 말할 필요도 없다. 내 가족한테 하지 못하는 수술은 남에게도 하면 안 된다는 것. 나의 의료 철학이다.

눈밑지방재배치는 분명 미용수술이지만 일반 수술과는 달리 치료적인 측면이 있다. 그 이유는 이렇다. 눈밑지방이 튀어나오면 다크서클이 생기고 그늘이 드리워져 피곤해 보인다. 그래서 나이 들고 처져 보이며, 어떨 때는 화나고 아파 보이기까지 한다. 실제로 병든 부위를 낫게 하는 게 일반적인 의료이지만, 아파 보이는 것을 개선하는 것도 치료라고 믿는다. 수술 하나로 이런 부정적인 이미지를 바꿈으로써 삶의 질이 좋아지니 정신까지 치유할 수 있다는 것.

눈밑지방재배치수술 이력이 수천 건 쌓이면서 나는 몇 가지 결론을 얻었다.

눈밑지, 나 믿지?

첫째, 눈밑지방재배치는 골든타임이 있어 수술은 되도록 빨리하는 게 좋고,

둘째, 피부 절개를 안 해도 충분히 예쁜 경우가 훨씬 많으며,

셋째, 절개는 꼭 필요한 경우에만 한다.

이 같은 원칙을 고수하며 지금껏 매진해 왔고 만족스러운 결과를 얻었지만, 병원을 찾는 환자들과 상담하기엔 늘 시간이 부족했다. 눈밑지방 때문에 노심초사하거나 수술을 머뭇거리는 이들에게 더욱더 자세하고 쉽게 충분히 설명할 장이 필요하다고 느꼈다. 어떻게 해서든 내가 쌓아온 시간과 경험을 기록으로 남겨야겠다고 마음먹었다. 그래서 용기를 내어 책을 쓰기 시작했다.

이 책은 눈밑지방재배치를 집중적으로 다룬다. 요컨대 눈밑지방재배치수술에 관련된 모든 것을 담았다. 누가 언제 해야 하는지, 왜 해야 하는지, 혹은 수술 부작용은 없는지… 등등. 무엇보다 성형외과를 백안시하고 성형수술 자체에 편견을 가진 이에게 눈밑지방재배치는 무에서 유를 창조하는 것이 아니라, 원래 가지고 있던 내 젊음과 아름다움을 복원하고 재건하는 일이라는 사실을 꼭 알리고 싶었다.

세부적으로 살펴보면 의사인 내가 직접 비절개 수술을 받음

으로써 안전성을 확인한 초년 시절을 시작으로, 비절개 레이저 수술을 하는 이유를 설명하고, 처음 성형외과를 찾은 남성의 이야기와 사연도 덧붙인다. 눈밑지방재배치수술을 받은 티가 나지 않은 에피소드도, 보톡스와 콜라겐 등을 사용한 주름 개선에 관한 전문적 소견도 포함했으며, 성형 부작용을 염려하는 이들을 위한 자세한 안내도 더했다.

　　또한 곳곳에 눈밑지방에 관한 의학적 지식을 담으면서도 수월하게 읽히도록 쉬운 말을 사용하는 데 중점을 두었다. 때론 대화체로, 어느 꼭지는 생방송 형식으로, 또 때론 문답 형식으로 기술하였는데, 의학 이야기 특성상 반복되는 용어와 상황에 대한 지루함을 피하기 위함이었다. 앞에서 언급한 세 가지 결론을 본문에서 더욱 심도 있게 다룬 건 물론이다.

　　바라건대, 눈밑지방에 관한 고민이 있는 독자라면, 주저 없이 성형외과 전문의와 상담하는 용기를 품기를. 골든타임을 놓치지 않고 적절한 시기에 수술을 받아 얼굴의 그늘과 피곤함을 지우고, 더 밝고 빛나는 인생을 살길 바란다.

　　눈밑지방재배치수술만 4천 건 넘게 하는 동안에도 관성적인 행위를 늘 경계하였다. 일상의 반복이 기술적 완성도를 높일 수는 있지만, 그보다 더 중요한 것은 미적인 감각이라고 생각했다. 눈

눈밑지, 나 믿지?

밑지방재배치는 3차원적인 볼륨을 고려해야 하는 수술로 조각과도 비슷한 점이 있다. 의사가 가진 미학적인 시각이 결과를 가른다는 얘기다. 내게는 매번 성공하는 자신 있는 수술이 불러올 매너리즘을 극복하고 한 단계 도약하는 전기가 필요했다. 주말마다 사진작가의 수업을 듣기 시작했고, 촬영한 사진으로 전시회에 참여한 것도 이즈음의 일이다. 주말이면 아름다운 자연을 찾아 여행을 다니면서 사진을 찍거나 틈나는 대로 갤러리를 찾아 그림 감상에 몰두하는 건 미적 감각을 유지하기 위한 나만의 방식이다.

내 꿈은 눈밑지방재배치수술에서 세계 최고 수준을 갖추는 것이다. 개원 10년 차에는 각 나라를 돌며 라이브 수술(live surgery)을 개최하는 것이 목표다. 이런 꿈을 꿀 수 있게 해준, 유중하 원장님께 진심으로 감사와 존경을 표한다. 내게 레이저를 사용한 눈밑지방재배치수술을 가르쳐주신 분이다. 또한 초보 저자의 손을 선뜻 잡아준 출판사 조동욱 대표께도 진심 어린 감사를 전한다.

2025년 3월 마지막 날
반월당에서

차례

01

벌써 잘생겨진 거 같아요

성형외과 의사가 받아본 눈밑지방재배치

"수면마취 안 하고 국소마취만으로 할게요. 수면마취하려면 라인을 잡아야 하는데 저는 그게 더 무서운걸요."

새가슴인 내가 멋쩍은 듯이 웃으며 말했다. 무엇보다 내가 맨정신으로 수술을 받아봐야 사람들이 어느 정도 통증을 견뎌야 하는지, 어떤 점이 불편한지 알 수 있을 거라고 생각했다. 그래서 수술대에 몸을 눕혔다.

집도의의 섬세한 손길과 레이저의 열기가 내 눈밑을 갈랐다. 전혀 아프지 않았다. 나는 특유의 밝은 목소리로 말했다. 생각보다 하나도 아프지 않다고. 애써 불안을 잠재우며 수술방 분위기를 유쾌하게 만들려고 노력했다. 나의 오늘을 열어준 수술, 이 책의 시작이 된 수술실 장면이다. 4년 전 일이다.

성형외과 의사의 레지던트 수련 과정에서는 트라우마, 창상, 선천성 기형, 화상, 열상 및 재건 환자에 대한 치료와 수술을 주로 배운다. 따라서 성형외과 전문의가 되어도 눈, 코 수술과 같이 일반적으로 알려진 미용성형 수술은 거의 접할 수도 없고, 배우기도 어렵다. 성형외과 전문의가 되었지만, 미용성형 수술은 거의 접해보지 못한 초보 전문의에게 그나마 가장 접근하기 쉬운 수술이 바로 눈밑지방재배치이다. 모든 대학병원에서 다루는 안면골절수술이 눈밑지방재배치수술과 매우 비슷하고 익숙하다는 이유로 겁 없이 덤비곤 한다. 그러나 결과는 냉정하다.

나 또한 그랬다. 대학병원에서 그토록 많이 봐서 익숙한, 즉 눈밑을 절개한 후 피부와 근육을 열어 지방을 제거하고 수술을 마무리하는 나의 첫 눈밑지방 수술은 지금 생각하면 아주 부끄러운 수준이었다. 영어는 울고 들어가서 웃고 나오지만, 일본어는 웃고 들어가서 울고 나온다고 했던가? 눈밑지방재배치도 시작은 쉽지만, 수술하면 할수록 어려웠다. 이토록 어려운 미용수술은

눈밑지, 나 믿지?

또 없었다는 얘기. 지금은 연간 1천 건 이상 눈밑지방재배치수술을 집도하고 있지만, 아이러니하게도 그날 이전까지 내가 가장 자신 없는 수술이 바로 눈밑지방재배치였다.

매일 거울을 보며, (조금씩 튀어나오는 내 눈밑지방을 손으로 만져보면서) 어떻게 하면 더 좋은 결과를 얻을 수 있을지 수도 없이 고민하였다. 그렇게 늘 마음속 안개로 답답해하던 어느 날, SNS에서 놀라운 수술 결과를 보여주는 피드를 보았다. 내 동공은 무한대로 커졌다.

와, 어떻게 이렇게 되지? 에이, 포토샵 했을 거야. 눈밑지방재배치수술을, 심지어 레이저라는 생소한 방법으로 집도한다는 의사의 SNS 계정이었다. 마침 레이저로 하는 수술을 가르치는 아카데미를 운영할 거라는 계획도 올라와 있었다. 수줍음에 망설이다가 수술을 배우고 싶은 이유를 진심을 다해 적은 DM(다이렉트 메시지)을 보냈다. 금세 답변이 왔고 면접과도 같은 긴 대화 끝에 수술 참관이 허락되었다.

"최 원장님, 배우러 오세요. 근데 그거 아세요? 내가 제자를 받는 건 30년 만에 처음입니다. 지금껏 아무에게도 이 기술을 보여준 적이 없어요."

벌써 잘생겨진 거 같아요

어떤 희생을 치르더라도 배우고 싶었다. 다니던 병원을 그만두고 개원 준비에 한창이었지만, 모든 상황을 뒤로하고 서울로 올라갔다. 내 인생에서 가장 중요한 순간이 되리라는 것을 직감했기 때문이다. 30년 만에 허락된 스승님의 어깨. 그 너머에서 펼쳐진 수술. 이건 진짜였다. 내가 지금까지 알던 눈밑지방재배치수술과는 차원이 달랐다. (이건 예술이야. 내 판단이 맞았어.)

원장님의 섬세한 손짓이 그리는 레이저의 춤사위는 지방을 가르고 태워 볼록한 눈밑을 점점 평평하게 만들었다. 수술로 접근하는 해부학적 범위가 비교할 수 없을 만큼 넓었고, 레이저로 진행하는 수술 또한 출혈이 거의 나지 않게 깔끔하고 담백했다.

이래서 멍과 부기가 훨씬 적은 거였구나. 내가 아는 눈밑지방재배치술은 통증이 꽤 있는 수술이었다. 수술 도중 통증으로 수면마취에서 깨기도 했고, 수면마취를 안 하면 환자가 통증 때문에 눈을 꽉 감거나 고개를 돌리는 등 수술에 협조하지 못하는 상황도 간혹 벌어졌다. 수술 후에도 통증이 상당한 건 물론이었다. 그러나 유 원장님의 수술은 달랐다. 레이저로 진행하는 눈밑지방재배치수술은 통증도 거의 없어 보였고, 마취에서 깬 뒤에도 환자는 편안한 표정이었다.

나는 통증에 매우 민감해서 예방접종조차 꺼린다. 어렸을 때 엉덩이 주사를 맞다가 바늘을 부러뜨린 트라우마도 있다. 팬데

눈밑지, 나 믿지?

믹으로 코로나 백신을 맞을 수밖에 없는 상황에서는 어떻게든 통증을 줄여보겠다고 팔에 마취크림을 바르기도 하였다. 그런 내가, 눈밑지방재배치수술을 받을 수 있겠다고 생각한 것이다.

"최 원장님부터 받아보세요."

원장님뿐 아니라 그 병원의 모든 직원이 나를 강하게 압박해 들어왔다. 진짜 효과 좋을 거라고, 효과가 탁월하게 나타나는 상위 5%의 사람이라며 설득했다. 너무 겁이 났지만 2주 동안 보고 배우면서 통증이 거의 없다는 데 믿음이 쌓였기에 수술을 결심했다.

와, 진짜 하긴 해야겠네. 수술 전날 저녁, 호텔 방에서 셀카를 찍으니 눈밑이 가관이었다. 사진을 찍어 객관적으로 바라본, 영락없이 40대 중년인 내 모습. 볼록하게 개구리알처럼 튀어나온 지방으로 인해 검붉은 다크서클이 내려앉아 있었다.

아무리 푹 자고 출근해도 잘 못 잤냐는 말을 종종 들은 터였다. 나는 아주 컨디션이 좋고 쌩쌩한데 말이다. 또, 누군가 내 나이를 물어볼 때 좀 더 어리게 봐주길 기대하며 "몇 살로 보여요?"하고 되물어보면, 항상 내 나이보다 2~3살 정도 많게 불러서 가슴이 시렸던 기억도 있다. 이 모든 게 눈밑지방 때문이었다. 눈

벌써 잘생겨진 거 같아요

밑지방은 사람을 지치고 나이 들어 보이게 한다. 나 또한 내 눈밑에 항상 고민과 스트레스가 있었기에 수술을 앞두고 기대감도 컸다. 피곤함에 절어있는 모습이여, 이제 안녕이다.

성형외과 의사는 저마다 다양한 미용성형 수술을 하지만, 자신이 똑같은 방법으로 수술을 받아본 의사는 많지 않다. 그러나 나는 해봤다. 이제는 수술하러 온 환자의 마음을 그 누구보다도 속속들이 헤아릴 수 있다. 수술 전 불안감과 기대감, 수술 중 통증과 회복 과정까지 모두 직접 다 겪어봤기 때문이다. 아무리 말로 하고 상상을 펼쳐보아도 직관적인 경험을 넘어설 수는 없다. 심지어 나는 공감 능력마저 좋은 사람이다.

한 시간도 흐르지 않았는데 수술이 끝났다. "이게 최 원장님의 눈밑지방입니다. 생각보다 많네요." 유 원장님은 내 눈밑에서 나온 지방을 보여주셨다. 노란 알갱이들이 거즈 위에 모래알처럼 흩어져 있었다. 지방은 겉으로 드러난 모양보다 더 많았다. 원래 내가 보기보다 속이 깊은 사람이다. 직후에 거울을 보여주었는데 벌써 어려진 것 같았다.

저 벌써 잘생겨진 거 같아요

30분 동안 붕대 압박을 한 후 떡이 된 머리를 대충 정돈하고 일어났다. 조금 초점이 안 맞고 눈이 불편한 것 빼고는 기차를 타러 가는 데 아무런 문제가 없었다. 수술 다음 날부터 다시 현실로 돌아와 병원 인테리어 현장을 점검하고 개원 준비에 박차를 가했다. 약간의 멍과 부기는 있었지만, 일상생활에 크게 지장을 줄 정도는 아니었다. 수술하고 2주 후에 방송 촬영을 했는데 아무도 수술한 사실을 모르고 지나갔다. 그 누구도….

4년 넘게 시간이 지났다. 지금 내 모습은 그 시절보다 더 젊고 환하다. 눈밑지방재배치는 미래가치가 대단한 수술이다. 가는 세월은 막을 수 없지만, 튀어나오는 눈밑의 노화는 막을 수 있다. 남들은 노화로 눈밑이 두드러져도, 내 눈밑은 수술대 위에 누웠던 4년 전 그 시간에 머물러있다.

02

저는 이런 곳이 처음인 걸요

미용시술이 처음인 남자가 성형외과를 찾는 이유

"원장님은 참 먹을 복이 많은 분 같아요. 어떻게 오실 때마다 이렇게 큰 돌돔이 잡히는지."

하루 종일 수술과 외래진료를 보고 나면 녹초가 되기 일쑤다. 나는 손이 빠른 편이라 수술에 걸리는 시간이 한 건당 삼사십 분 정도로 짧은 편이지만, 의료란 단 한 순간의 실수도 용납되지 않는 법. 따라서 빠르고 정확한 수술을 위해서는 엄청난 집중력이

눈밑지, 나 믿지?

필요하다. 7~8시간의 시술과 수술이 내 활동의 대부분이니 초몰
입 상태로 하루를 보내는 셈이다. 나는 스트레스에 대한 역치가
굉장히 높은 편이라 웬만한 로딩(과도한 업무로 인한 압박)으로는
끄떡없지만, 최근 몇 년간 고도의 수술과 꽉 찬 스케줄이 지속되
면서 슬슬 뇌가 파업하려는 게 감지되었다.

머리를 비우는 데 맛있는 음식만큼 좋은 게 또 있을까. 어릴
때부터 우리 가족 모두가 인정할 정도로 내 미각은 타고났다. 예
컨대 야쿠르트의 맛만 보고도 브랜드를 구분하거나 흔치 않은 향
신료의 한 줄 향기를 알아차려 종종 가족을 놀라게 했다. 성인이
되어서도 달라진 건 없다. 내가 맛있다는 집에 가면 실패가 없어
서인지 지인들은 중요한 약속이 있을 때면 나한테 연락해 물어보
곤 한다. 어디가 맛있냐고.

최근 내 마음을 사로잡은 맛집이 있다. 동네 지명을 가게 이
름으로 붙인 게 다소 촌스럽다고 생각했고, 맛에 기대도 없는 집
이었는데 미식가인 지인의 초대를 받아서 발들이게 되었다. 코스
로 나오는 애피타이저 하나하나에 정성이 담겨있었는데, 단품으
로 내놓아도 좋을 만한 수준이었다. 첫인상은 합격. 의외로 기본
기가 좋은 집이었다.

애피타이저로 입맛을 돌게 하고 반찬 몇 가지를 집어 먹는
사이, 드디어 오늘의 주인공인 돌돔이 나왔다. 껍질이 벗겨져 연갈

저는 이런 곳이 처음인 걸요

색 속살을 드러낸 횟감이 쟁반을 빙글빙글 돌며 한가득 정갈하게 담겨있었다. 어린아이도 한입에 쏙 먹을 만한 크기여서 세 개를 한꺼번에 집어 간장을 조금 찍고 입에 넣었다. 와, 이게 뭐지?

혀에 닿는 첫 느낌은 마치 몽돌해변의 조약돌 같았다. 오랜 세월 파도와 바람이 만들어낸 아주 곱고 부드러운 촉감. 그 촉감이 좋아 거제도의 몽돌해변을 맨발로 걷곤 했던 기억이 되살아나는 맛이었다. 회가 이렇게 반들반들하다니. 이런 촉감은 처음이었다. 나는 촉감에 예민한 편이어서 아이스크림에 붙어있는 초콜릿의 촉감은 입이 코팅되는 느낌이라 싫어하지만, 부드럽게 녹아내리는 눈꽃빙수의 촉감은 좋아한다. 회의 경우 쫀득하게 씹히는 촉감도 좋아하지만, 그보다는 참치 대뱃살같이 녹아내리는 식감을 조금 더 선호한다. 돌돔은 쫀득한 쪽에 속하는데 신선도가 떨어지면 푸석푸석해서 수돗물이 섞인 맹한 맛이 난다.

"셰프님. 대체 회에 뭘 하신 거예요? 어떻게 반들반들 부드러우면서도 쫀득할 수가 있죠?" 씹는 맛까지 좋으니 이건 호불호가 아니고 '호호호'다. 누구한테 소개해 줘도 욕먹지 않을 맛집 리스트에 들어갈 자격이 있다는 얘기다.

얼마 후 그날의 감동을 찾아 다시 한번 방문했다. 이런 맛집이 병원 근처에 있다는 게 얼마나 고마운 일인지 모른다.

"지난번에 다녀가시고 원장님 뒷조사를 좀 했는데, 눈밑 다크서클을 전문으로 하시는 것 같더라고요."

첫 방문 때 예쁘게 찍은 음식 사진에 식당을 태그해서 인스타그램에 올렸더니, SNS 계정의 영상과 피드를 보고서 나에 관해 파악한 것이다. 수술로 유명해지고 유튜브 구독자가 많아지면서 알아보는 사람이 늘어나는 현상. 좋으면서 한편으로 불편할 때도 있다. 하지만 이왕 유명해질 거라면 1등으로 유명해져야 하지 않겠는가.

"맞아요. 레이저로 하는 눈밑지방재배치수술을 전문으로 하고 있어요."
"원장님 피드 본 다음에 제 얼굴을 보니 저도 그 눈밑지방재배치라는 것을 해야 할 것 같은데, 한번 좀 봐주시겠어요?"

성형외과 의사라는 것을 밝히면 이렇게 즉석에서 견적(?)을 봐달라는 사람이 많다. 많은 사람이 얼굴에 관한 고민이 있으니 당연한 일이다.

"얼른 하셔야겠는데요? 일단 너무 피곤해 보여서요."

저는 이런 곳이 처음인 걸요

"제가 어제 좀 못 자서…. 요즘엔 술도 자주 마시고요. 술 마신 다음 날은 더해요."

"푹 주무시면 좀 괜찮으신가요?"

"조금 나은 것 같지만 사실 그게 스트레스예요. 손님들이 밤새 뭐했냐면서 피곤해 보인다고 하거든요. 기분 좋게 출근했는데 그런 소리를 들으면 기운이 쭉 빠집니다."

"그래도 셰프님은 항상 웃으시니 단점이 커버되네요. 웃을 때는 지방이 쏙 들어가서 불룩한 티가 덜 나거든요. 웃지 않고 심각한 표정 지을 때 그런 말을 들으시죠?"

"바로 그거예요. 여기가 오픈 주방이잖아요. 회를 썰고 음식을 준비할 때면 제 표정이 보일 수밖에 없는데, 그때 특히 피곤해 보이나 봐요. 조금 화나 보이기도 하고요. 제 얼굴을 보고 기분을 살피시는 분들도 계세요."라며 그는 씁쓸한 미소를 지었다. 뭔가 해결책을 갈구하는 표정이었다.

"눈밑지방재배치의 가장 좋은 점은 피곤해 보이고, 화나 보이고, 나이 들어 보이는 인상을 건강하고 밝고 젊게 보이도록 개선할 수 있다는 거예요. 셰프님의 경우 수술하면 미용으로도 좋지만, 사회적으로도 긍정적인 에너지를 더 많이 얻으실 거예요. 외모에 관한 평가가 부정적인 사람은 다른 사람을 대하는 태도가 좋지 않은데, 긍정적인 평가를 들으면 하루 종일 기분이 좋아 일도 잘 풀리고 자연스레 인간관계도 부드럽게 되지요. 이것을 소셜 피드백(Social Feedback)이라고 해요."

"그 말을 들으니 당장 하고 싶어지네요. 그런데… 원장님…. 제 나이가 40대 초반인데 아직은 수술하기에 조금 이르지 않나요?" 그로서는 당연한 물음이었다. 바야흐로, 내가 실력을 발휘할 때가 되었다. 그에게 단도직입적으로 물었다.

"셰프님. 이 돌돔이 다른 집과 달리 이렇게 쫀득하고 맛있는 이유가 뭐죠?"

"그거야, 영업 비밀이죠." 그는 웃어넘기면서도 이야기 보따리를 풀기 시작했다. "적당한 기간 숙성을 두는 거예요. 너무 짧으면 신선한 맛과 식감은 있지만 질기고 잡냄새가 날 수 있고, 너무 과하게 숙성되면 비린내나 신맛이 나거나 생선이 너무 물러져서 식감이 푸석푸석합니다."

"그거죠! 눈밑지방재배치도 제일 맛있는 (최적의) 시기가 있습니다."

그가 놀랐다는 듯 되물었다. "말하자면 골든타임 같은 건가요? 저는 이미 지났나요?"

"셰프님은 지금이 딱 효과가 좋을 때입니다. 소위 가성비 최

저는 이런 곳이 처음인 걸요

고라 할 수 있는 시기." 나는 웃으며 말을 이었다. "제일 적절한 나이는 30대에서 40대 중반까지라 생각합니다. 우리 병원에서 만족도가 제일 높은 나이대도 셰프님 같은 분들인걸요."

"왜 그럴까요? 나이 먹고 지방이 더 불룩하게 나온 뒤에 수술하면 만족도 최고, 가성비 최고 아닌가요?"

"지방재배치는 숙성회와 같아서 시기를 놓치면 장점보다 단점이 하나둘씩 늘어갑니다. 40대 후반이 되면 피부가 얇아지고 주름지면서 탄력이 예전보다 떨어지기 마련이지요. 이때 불룩한 눈밑지방을 재배치하면 볼륨이 줄어들면서 늘어났던 피부가 주름지고 처질 수 있거든요." 갸우뚱하는 표정을 보고는 조금 더 알기 쉽게 비유를 들었다.

"풍선을 생각해 보세요. 바람을 후우 하고 불었다가 바로 빼면 아직 풍선의 탱탱함이 남아있죠. 그런데 바람을 빵빵하게 넣어놓은 상태로 1주일 정도 방치하고 나서 바람을 빼면 어떻게 되죠?"

"아. 그럼 흐물흐물해지죠." 그는 이제야 이해되었다는 표시로 연신 고개를 주억거렸다.

"맞아요. 탄력을 잃어버린 풍선은 흐물흐물 주름이 생깁니다. 사람도 마찬가지입니다. 눈밑지방이 돌출된 정도는 나이 들수록 심해지는데 그만큼 피부도 같이 늘어나는 이치죠. 이때부터

눈밑지, 나 믿지?

개인차가 아주 크게 작용합니다."

"피부 탄력이 사람마다 다르다는 얘기군요?"

"그렇죠. 사람마다 피부의 단단함, 탄력, 탄성, 회복력, 두께, 색깔이 천차만별인데, 이런 개인차가 수술 후 지방이 빠져나가는 만큼 쫙 쪼그라들지 그대로 처져버릴지를 가르는 거지요."

"신기하네요. 피부가 좋으면 결과도 좋겠네요."

"기본적으로 피부의 퀄리티가 가장 중요하고, 그다음으로 중요한 것이 안구 돌출 정도, 광대뼈 위치 같은 구조적인 부분이죠. 이런 조건이 하나하나 다 좋은 분은 70, 80대에 수술해도 결과가 매우 좋습니다." '흔치는 않지만요.'라는 말은 속으로 삼켰다.

"이것도 다 유전이겠군요."

"맞아요. 타고난 것은 이길 수 없지요." 그렇다. 타고난다는 것. 물려받은 것의 힘이 얼마나 센지, 살면서 절절하게 느끼곤 한다.

"거칠게 말하자면, 20대인데도 눈밑지방이 심한 분은 그때 수술하는 것이 가장 좋습니다. 젊을수록 탄력이 좋으니까요. 다만 20대는 뭘 해도 예쁜 나이죠. 그렇다 보니 눈밑지방으로 인한 단점이 젊음으로 가려지는 경우가 많아요." 중요한 건 대부분 이 사실을 간과한다는 것이다. 젊음이 영원할 거라 생각하니까.

"저도 그런 시절이 있었죠." 그가 슬픈 표정을 연기하듯 말

저는 이런 곳이 처음인 걸요

했고, 나도 그 시절로 돌아가고 싶다고 말하면서 우리는 함께 웃었다.

"이제 30, 40대가 되면 예뻤던 얼굴, 잘생겼던 내 모습이 슬슬 무너지기 시작합니다. 일에 몰두하고 육아에 매진하며 살다가 어느 날 거울을 보니 늙고 지친 내 모습이 보이는 겁니다."

이쯤 되자, 묘한 표정을 지어 보이던 그가 입을 열었다.

"슬픈 일이네요."

"이때까지 성형외과에 전혀 관심 없던 남성들도 우리 병원을 찾아오게 됩니다. '저는 이런 데 처음인데요.'라고 하시는 분들이 많아요."

"저도 사실 눈밑을 보며 병원에 가봐야 하나 생각했어요."

"실리콘밸리에서는 남성 성형이 유행이라고 합니다. 하루가 다르게 치고 올라오는 후배들에 비해 나이 들고 지친 모습을 핸디캡으로 여기는 거죠. 곧 경쟁에서 밀리고 회사에서 도태될 것 같다는 위기감에 성형을 결심하는 겁니다."

"그나마 저는 자영업자라서 다행이네요." 멋쩍게 웃으며 그가 말했다. 그리고 뒤이어 예상했던 말이 나왔다. "원장님, 근데 주변 사람들은 아직 수술하기에 이르다며 10년쯤 있다가 더 심해지면 한 번에 끝내라고 하던데요?"

"저는 예쁠 때 예뻐야 한다는 주의입니다. 나이가 들수록 외모에 자신감이 떨어지니 점점 셀카도 안 찍게 되거든요. 골든타임, 잊지 마세요."

"예전엔 제 얼굴로 SNS를 도배했는데, 요즘엔 그냥 꽃 사진만 올립니다."

얘기가 무르익는 동안 어느덧 돌돔은 마지막 두 점만 남았다. 즐거운 시간은 순식간이다. 마무리 코스는 맑은 지리다. 숟가락 가득 한술 떠서 후루룩 마시니 진한 뼛국물이 일품이다.

셰프님에게 정말 손맛이 좋다고, 지리가 어찌 이렇게 시원하냐고 칭찬을 아끼지 않자, 그도 질세라 "에이, 원장님도 금손으로 유명하시던데요."라며 추켜세워 주었다. 서로가 흐뭇한 눈빛을 교환하는 사이, 내 시야에 들어온 그의 눈밑지방이 유독 커 보였다.

저는 이런 곳이 처음인 걸요

03

지금 알고 있는 걸 그때도 알았더라면

눈밑지방을 만드는 나쁜 습관들

"어때 보여? 흉터가 많이 남을까?" 수진이는 걱정되는 눈빛으로 내 대답을 기다렸다.

"아주 깊지는 않아서 괜찮을 거야. 내가 정말 정성껏 꿰맸거든. 방금 실밥을 풀고 보니 레이저 치료만 꾸준히 해주면 앞으로 크게 신경 안 써도 될 거 같은데?"

고등학교 졸업 이후 처음 온 연락이었다. 아들 이마가 찢어

눈밑지, 나 밑지?

졌는데 봐줄 수 있냐며 다급한 목소리로 전화가 왔다. 25년 만에 보는 친구다. 처음 왔을 땐 눈물 콧물 범벅에 경황이 없어 보였는데, 아들의 상처가 아무는 걸 보니 안심이 되는 모양이다.

"진짜 고마워. 너 아니었으면 정말 큰일 날 뻔했다. 애 얼굴이 찢어진 건 처음이라 나도 패닉이었는데, 아는 성형외과 의사가 너 말고는 도저히 안 떠오르더라고."

"이러면서 얼굴 한번 보는 거지 뭐. 얼굴은 원래 혈관이 풍부한 곳이라 조금만 찢어져도 피가 많이 나. 많이 놀랐지?"

"응. 눈물밖에 안 나더라. 그래도 눈은 다치지 않아서 천만다행이야."

오랜만에 만난 수진이는 예전 느낌 그대로였다. 순백처럼 순수하고 착했던 그녀는 아주 작은 일에도 까르르 넘어가며 웃었는데, 웃을 때마다 애굣살이 아주 크고 예쁘게 올라왔다. 그 애굣살 덕분에 더 착해 보였는지도 몰랐다.

수진이는 덜렁거리는 내가 숙제를 안 해가도 쉬는 시간이면 꼼꼼하게 적은 노트를 매번 빌려주었다. 공부도 굉장히 잘했던 수진이는 입버릇처럼 말했다. "나는 현모양처가 꿈이야." 수진이는 직업적 성취를 이루기보다는 행복하고 따뜻한 가정을 꾸리는

지금 알고 있는 걸 그때도 알았더라면

데 더 큰 가치를 두고 있었다.

　한동안 연락이 끊겼던 수진이와는 최근 SNS를 통해 다시 인연이 닿았다. 수진이 계정에는 행복해 보이는 가족사진이 정갈하게 정리되어 있었다. 고등학교 때 나에게 빌려주던 군더더기 없는 깔끔한 노트 같았다. 그녀에 비하면 나는 많은 변화를 겪었다.

　"야, 무슨 소리야? 너도 완전 그대로인데?" 수진이의 목소리 톤이 올라갔다.

　"아니야. 나 그때는 정말 내성적이었는데, 일본 유학하면서 진짜 많이 외향적으로 바뀌었어. 외국인 친구도 많이 사귀고, 그 친구들과 함께 한 달 동안 일본 전역을 무전 여행한 것이 인생의 전환점이 된 거 같아."

　"동헌아. 너 원래 그런 아이였어. 재밌고 에너지가 넘쳤어."

　수진이는 웃으며 말했지만, 나는 흠칫 놀랐다. 어릴 적의 나를 알던 사람이 지금의 나를 만난다면 위화감을 느낄 거라 생각했다. 내 딴에는 많이 변했다고 말하지만, 어쩌면 그건 나뭇가지에 달린 이파리의 크기와 색이 변한 정도 아닐까. 뿌리가 뻗어나가고 나이테가 늘었을 뿐 본질은 그대로인가 보다.

　내가 만난 수진이도 느낌은 그 시절 그대로였으나 구석구석

살펴보면 많은 변화가(특히 얼굴에) 보였다. 성형외과 의사의 눈으로 바라보면 더욱더 속속들이 눈에 들어오기 마련이다. 행복하게 살아온 듯 보여도 삶의 흔적은 고스란히 주름으로 남았고, 뽀얗게 눈부셨던 피부는 자외선을 막아 내기 위한 기미로 덮였다. 곱던 선은 늘어진 곡선으로 변했다. 노화가 오고 있었다.

특히 눈밑. 수진이의 시그니처인 웃을 때 나오는 예쁜 애굣살은 여전했지만, 아이 이마의 상처를 바라볼 때 웃음기가 사라진 자리엔 애굣살 대신 눈밑지방이 밀고 나왔다. 자글자글한 격자무늬 주름이 눈에 띄게 늘었고, 색소침착으로 인해 멀리서도 다크서클이 보였다. 고개를 절레절레 저으며 수진이가 말했다.

"그렇지 않아도 네가 운영하는 유튜브 보면서 언제 시간 내서 한번 가봐야겠다고 생각했어. 근데 알지? 애 키우다 보면 말처럼 쉽지 않아."

나는 타인의 외모를 절대 먼저 평가하지 않는다. 설사 말해야 할 상황이더라도 장점만 찾아 칭찬하고, 나쁜 말은 하지 않는다는 나름의 원칙이 있다. 상대방이 먼저 도움을 청해오면 (내 전문 분야이기 때문에) 객관적으로 분석해 준다. 언젠가 병원에 올 생각이었다는 말에서 수진이의 고민이 보였다.

지금 알고 있는 걸 그때도 알았더라면

"눈 때문에 그러는 거 맞지?"

"응, 요즘 다크서클이 너무 심해져서 그런지 피곤해 보인다는 말을 너무 자주 들어. 애 키우느라 세월이 어떻게 흘러가는지도 모르고 살았는데, 어느 날 거울을 보니 젊고 예쁜 모습은 어디론가 사라지고 중년의 아줌마가 떡하니 서 있는 거야. 서글프더라고."

처진 입꼬리로 말하던 수진이의 눈시울이 붉어졌다. 걱정해주는 마음이야 알지만, 막상 그런 말을 듣는 당사자는 속상하다.

"수진아. 너 고등학교 때 알레르기 비염이 좀 있었지?"

"어, 맞아. 그걸 어떻게 다 기억해? 신기하다."

(내가 너 비염 심해서 꽃무늬 휴지 많이 챙겨주었잖아.)

"너, 눈 많이 비비지?"

"어떻게 알았어? 나 비염이 심해질 때면 눈이 가려운 건 참을수가 없어. 비비지 말아야지 생각해도 그게 잘 안돼." 수진이는 나와 대화 도중에도 손이 자꾸 눈으로 향했다.

"눈밑지방이 많게 타고 난 선천적 요인도 있지만, 후천적으로 상태를 훨씬 더 악화시킨 면도 분명히 있어."

"눈 비비는 게 상관이 있다는 말이야?"

"물론이지. 이제 나는 돗자리 펴도 돼. 눈만 봐도 비빈 눈인지 안 비빈 눈인지 확실히 알 수 있거든. 솔직히 말하면, 너는 나이보다 피부가 많이 늘어져서 주름지고 착색이 심해진 상태야." 수진이는 너무 놀라며 여러 번 되물었다.

"이 작은 습관 하나가 이렇게 일을 크게 만들었다고? 진짜 이럴 줄은 꿈에도 몰랐어. 미리 알았으면 비비지 않도록 훨씬 더 노력했을 텐데."

"알고 그런 것도 아닌데 뭐. 앞으로 살날이 훨씬 많으니, 이제부터라도 안 하면 되지. 그거 말고도 화장 지울 때 눈밑을 세게 닦는다거나 눈밑을 스트레칭하는 행동도 탄력을 악화시켜." 내가 구체적인 사례를 들자, 수진이는 내 말을 곱씹으며 말했다.

"그러니까 네 말은 눈밑지방을 키우는 나쁜 습관이 있다는 거잖아?"

첫째, 눈을 자주 비빈다.
둘째, 화장을 지울 때 눈밑을 세게 닦는다.
셋째, 눈밑 스트레칭을 한다.

"이런, 내가 안 좋은 거는 골라서 다 하고 있었네? 우리 애 임신하기 전에 메이크업 아티스트가 되고 싶어서 화장을 배웠는데,

37

지금 알고 있는 걸 그때도 알았더라면

그때 연습으로 눈 화장을 진하게 하면서 화장솜으로 눈밑을 세게 닦곤 했거든." 고해성사하듯 말하던 수진이는 얼굴을 당기고 끌어올리는 시늉을 하며 말을 이었다.

"게다가 작년부터 눈 처짐이 점점 심해지는 거 같아서 어느 영상에서 본 대로 얼굴 리프팅하는 마사지를 열심히 했거든."

"그래 넌 뭐든지 열심히 하는 애였으니까. 특히 루틴을 만들어내면 굉장히 잘 지키잖아." 등교 시간도 늘 똑같고 빈틈 하나 없었던 고등학교 시절의 수진이는 그런 아이였다.

"혹시, 어머니 아버지 중에서 어느 분 닮았어?"

"나 엄마하고 완전 붕어빵이야."

"괜찮다면 어머니 사진 있으면 보여줄 수 있을까?"라고 묻자, 수진이는 핸드폰에서 사진을 찾았다. 그래도 엄마의 제일 예쁜 모습을 보여주고 싶은지 이 사진 저 사진 고민하다 한 장을 보여주었다.

"어머니 너무 고우시다. 네가 어머니 닮아서 이렇게 세련된 느낌이구나."

"나도 나이 들수록 엄마를 더 많이 닮아간다고 생각했거든. 그런데 엄마도 인제 너무 늙었더라. 나 학생 때 참관수업 오시면 친구 엄마 중 제일 예뻤는데…."

"지금도 충분히 아주 곱고 예쁘셔. 넌 분위기는 물론이고 눈

눈밑지, 나 믿지?

밑지방까지 엄마하고 완전 판박이야. 어머니, 왼쪽이 더 많이 불룩하시잖아. 너도 똑같은 곳이 더 불룩해."

"정말이네? 이런 것도 닮는다고?"

"눈밑지방도 유전이라서 미리미리 관리하지 않으면 부모님 눈처럼 될 수밖에 없어. 미안한 얘기지만 이 사진에서 보이는 어머니 눈이 너의 미래 모습이야."

"그러고 보니 나하고 판박이인 우리 아들도 벌써부터 다크서클이 심하더라고."

"아들도 크면 아주 인물이 좋겠어. 눈밑은 내가 나중에 예쁘게 수술해 주면 되지."

"그보다 나는 언제 수술해야 해? 지금은 애 키우느라 정신없긴 한데."

"이미 피부가 너무 많이 늘어났고 지방도 많이 밀고 나왔으니까 수술할 수 있는 여건이 되는 대로, 그러니까 최대한 빨리하는 게 좋아. 네 피부는 탄력이 좋은 편이 아니라서 지방이 빠지면서 주름이 좀 생길 수 있거든." 내가 주름이 예상되는 부위를 가리키자, 수진이는 우울한 표정으로 말했다.

"여기서 더 생기면 큰일인데."

"출산했을 때를 생각해 봐. 만삭 때 배가 많이 불렀다가 출산하고 나니 살이 좀 처지진 않았어?"

"맞아, 배가 좀 쪼글쪼글한 부분이 있어. 나도 늦게 애를 가지다 보니 탄력이 예전만 못하더라고. 조리원 동기 언니는 셋째까지 낳고 뱃가죽이 완전히 처지고 주름져서 보기에 너무 안타깝더라."

"눈밑도 뱃살하고 정말 비슷해. 많이 불룩한 상태에서 지방이 빠질수록, 탄력이 적을수록 결과가 좋지 않거든. 그래서 유전적으로 지방량이 많게 타고난 사람들은 무조건 탄력이 살아있을 때 지방을 빼줘야 해."

"그래도 너한테 이런 얘기를 빨리 들어서 다행이지 뭐야? 그냥 놔뒀으면 결과가 더 안 좋았겠지?"

"네 수술 결과가 너무 좋아서 어머니를 모시고 오더라도 어머니는 너보다는 결과가 좋지 않을 수 있어. 늘어짐이 심할 경우는 피부 절개를 해야 할 수도 있거든."

"그게 하안검 수술이지? 엄마 친구 중에서 하안검 하신 분이 집에 놀러 오셨는데 예전하고는 느낌이 너무 많이 달라서 깜짝 놀랐어. 조금 무서워졌다고 해야 하나?"

"맞아. 피부 절개는 인상 변화를 동반할 수 있어서 나는 정말 어쩔 수 없는 경우를 제외하고는 피부 절개를 안 해. 주름 때문에 완벽하지는 않더라도, 훨씬 자연스럽고 예쁘게 할 수 있는 방법이 비절개 방식이거든. 수술한 사실도 겉으로 식별하기 힘들 정도야."

"그래? 남편 여름휴가 때 집안일 좀 도와 달라고 부탁해야겠다."

"걱정하지 마, 내가 너의 젊고 예쁜 날을 되찾아줄게."

우울한 표정이었던 수진이는 내 말 한마디에 안도의 한숨을 내쉬었다. 철저하게 계획형인 수진이는 빼곡히 적힌 스케줄을 체크했고, 그제야 미소를 지었다.

지금 알고 있는 걸 그때도 알았더라면

04

미쉐린 3스타와 우리 병원의 공통점은?

피부 절개와 비절개 사이에서

"피부 절개 안 하는 곳을 찾아 헤매다가 원장님 유튜브 보고 여기까지 왔잖아요."

울릉도에서 온 중년 남성의 말이다. 나는 피부를 절개하지 않는 눈밑지방재배치수술로 유명하다. 눈밑 피부를 잘라내지 않는다는 말에 많은 분이 전국 각지에서 나를 찾아온다. 미국, 일본, 독일 등 해외에서도 연고 하나 없는 이곳까지 일부러 온다. 미쉐린 3스타의 선정 기준은 그곳에 가기 위해 특별한 여행을 떠날 가치가 충분한 식당이라고 한다. 우리에게 오기 위해 먼 길을 마다하지 않는다면, 여기가 바로 미쉐린 3스타 맛집 아니겠는가.

울릉도에서 온 남성 환자는 대체 왜 피부 절개를 그렇게 꺼렸을까? "피부를 잘라내야 한다는 게 너무 무섭더라고요. 그래서 이날 이때까지 버티고 버텼어요."

절개를 원치 않는 분들은 두 가지 이유로 나를 찾는다. 먼저 절개에 대한 거부감이다. 얼굴에 칼을 댄다는 게 두렵다. 그러니까 나이가 들어 얼굴이 변하는 것은 받아들이지만, 눈밑이 불룩하게 튀어나오는 건 스트레스라는 얘기다. 그렇다고 눈밑지방을 해결하기 위해 피부를 잘라내고 얼굴에 흉터를 만들어야 한다니, 영 내키지 않는 것이다.

"저는 피부를 자르는 하안검 수술은 절대 안 할 거예요. 저희 언니가 했는데 너무 표독스럽게 변했어요."라며 고개를 절레절레 흔드는 사람도 있었다. 주변에서 하안검 수술 후 인상이 예전보다 못해진 것을 직접 목격한 사람은 자기 모습도 행여 사납게 변할까 봐 두려워한다.

의사라고 모두 절개를 좋아하는 건 아니다. 나? 당연히 피부 절개를 매우 싫어한다. 피부 절개는 굉장히 국한된 경우에 최

미쉐린 3스타와 우리 병원의 공통점은?

후의 수단으로 사용한다. 장점보다 단점이 많기 때문이다. 내가 생각하는 피부 절개의 단점은 이렇다.

1) 눈밑 피부 라인이 변한다

절개 후 아무리 정교하게 봉합한다고 해도 흉터가 남을 수 있다. 시간이 지나 흉터 자국이 보이지 않더라도 피부색의 미묘한 변화로 눈밑 느낌이 달라진다. 날염으로 물들인 티셔츠를 떠올려 보자. 중간 부분은 진하게 물들어 있고 방사형으로 점점 흐려지는 그러데이션(gradation)이 멋지다. 그런데 티셔츠를 수선할 일이 있어 그러데이션 중간 부분을 자른 후 다시 이어서 붙였다면? 명암과 질감의 은은함은 사라지고 이어 붙인 듯 선명한 경계가 생길 것이다.

마찬가지로 사람 눈밑에도 그러데이션이 있다. 속눈썹 근처 피부는 혈관이 비칠 정도로 얇고 굉장히 투명해서 핑크 또는 검붉은 색인데, 여기서 좀 더 아래로 내려올수록 진한 살색으로 변한다. 피부도 점점 두꺼워지고 보이지 않던 모공도 관찰된다. 피부 절개를 하면 마치 날염 티셔츠에 생긴 경계처럼 뚝 끊어져 보이는 현상이 생긴다. 이것이 바로 절개 수술 후 인상이 변하는 가장 큰 원인이다.

눈밑지, 나 밑지?

2) 애굣살이 변한다

애굣살은 웃을 때 자연스럽게 튀어나오는 눈밑 선을 말한다. 애굣살이 아주 예뻐 눈매가 매력적으로 보이는 배우들. 그 배우의 애굣살을 포토샵으로 없앤다고 해보자. 인상이 굉장히 밋밋해지고, 부드러움과 귀여움이 사라질 거다. 차가워 보이기까지 한다. 애굣살의 정체는 근육이다. 피부 절개를 할 때 애굣살이 피부와 함께 절제되는 일도 있어 굉장히 섬세한 수술이 필요하다.

나는 눈밑지방재배치수술 시, 결막을 먼저 절개해 재배치한 뒤에 피부는 따로 절제한다. 이를테면 눈밑지방 수술에 걸리는 시간이 40분이라면, (애굣살 보존을 위한) 피부 절개에만 추가로 30분의 시간을 더 할애한다. 그만큼 정성을 쏟는다. 그래야 그나마 애굣살을 보존할 수 있으니까.

반면에 하안검 수술은 눈밑 근육을 반드시 절개해야 한다. 눈밑지방을 제거할 때 근육을 열어서 내부의 지방을 빼내야 하기 때문이다. 수술 방법에 따라서는 절개한 근육을 눈 바깥쪽 뼈에 걸어주기도 한다. 이런 이유로 자연스럽지 못하고 인위적인 느낌을 줄 수 있는데, 주름은 개선되어 팽팽해지는 대신 차갑고 사나운 이미지로 변할 소지가 크다.

3) 회복 과정이 길다

절개 수술은 당연히 비절개 방식보다 회복에 시간이 오래 걸린다. 겉에 보이는 피부를 절개하기 때문에 멍과 부기가 더 오래 가고 절개 흉터가 희미해지는 데도 여러 달이 걸린다. 자연분만과 제왕절개 산모의 회복 기간 차이를 떠올려보시라.

4) 안검외반

피부가 약하고 힘이 없는 경우에는 눈밑이 뒤집어지는 안검외반 현상이 생기기도 한다. 앞서 말한 단점이 피부 절개에 따라 누구나 겪을 수 있는 미적 변화라면, 안검외반은 부작용에 해당한다. 피부를 절개할 때 늘어진 피부를 위로 끌어 올린다고만 생각하는데, 실제로는 아래로 끌어내리는 힘도 발생한다. 빨랫줄에 옷을 걸 때 버틸 수 있는 무게보다 더 많이 걸면 아래로 처진다. 피부도 똑같다. 늘어진 피부를 잘라 올려 눈밑에 봉합하여 고정해야 하는데, 이때 눈밑이 버티는 힘이 약하거나, 버티는 힘보다 과하게 절개하였을 경우 아래로 처지는 빨랫줄처럼 눈밑이 뒤집혀 버린다. 의사는 주름 하나 없이 팽팽하게 만들어드리고 싶은 마음으로 시작했지만, 결과가 안 좋게 나와서 낭패를 보는 때도 있다. 수술 후 발생한 혈종도 안검외반의 원인이 된다.

안검외반이 발생하면 안구가 공기에 노출되는 부분이 많아지면서 눈이 굉장히 시리고, 충혈된다. 외관상으로도 눈밑이 뒤집히다 보니 눈을 마주치는 누구라도 놀랄 정도로 비정상적이고 무서운 눈이 되어버린다. 이를 해결하는 방법은 크게 두 가지가 있다.

먼저, 시간을 두고 지켜보는 것이다. 시간이 지나면 뒤집힌 눈밑이 다시 돌아오는 일도 있다. 우리 병원에서는 4,300여 건의 수술 중 딱 한 케이스에서 혈종에 의한 안검외반이 생겼는데, 3개월을 지켜본 결과 정상으로 돌아왔다.

시간이 지나도 해결되지 않을 정도로 심한 안검외반이라면 재수술로 해결해야 한다. 절개했던 라인을 다시 열고 근육을 눈 바깥쪽 뼈에 걸어 눈밑 힘을 강화해 주는 외안각 교정술을 가장 많이 사용한다. 다만 이 수술은 안검외반 문제를 해결하기 위한 수술이지 미용 측면을 더 뛰어나게 하는 수술은 아니다.

결국 심한 안검외반은 발생 시점부터 경과를 지켜봐야 하는 기간, 재수술 후 다시 회복하기까지 걸리는 시간 등을 고려하면 수개월에서 길게는 1년 이상 큰 어려움을 겪을 수 있어 사회생활에 막대한 지장을 초래하기도 한다. 예뻐지고 젊어지려고 한 수술인데 인생 자체가 흔들리게 되는 것이다.

그렇다면 미적으로도 떨어지고, 큰 부작용이 생길 가능성도 있는 피부 절개법을 왜 선택할까? 늘어지는 주름을 확실히 개선해

미쉐린 3스타와 우리 병원의 공통점은?

야 할 때 이보다 더 좋은 방법은 없기 때문이다. 그러니까 잘 쓰면 약이고, 못 쓰면 독인 셈이다.

결국, 다시 시간이다. 주름 처짐이 시작되기 전, 피부 탄력이 살아있을 때, 조금이라도 지방이 덜 돌출된 젊은 시절에 수술하면 피부 절개까지 가지 않아도 된다. 질병의 조기진단이 중요하듯이, 눈밑도 더 좋은 결과를 위해서는 조기 수술이 필수다.

가능하면 절개하지 않는 게 좋다는 건 잘 알게 되었다. 이제, 어떤 경우에 절개를 해야 하고 어떤 경우에 비절개로 가능한지, 고려해야 할 조건들을 살펴보자.

절개와 비절개를 가르는 조건들

1) 환자의 피부 조건

흔히 50대 이상이면 무조건 하안검 수술을 해야 한다고 알고 있는데 꼭 그렇지는 않다. 나이보다 더 중요한 것은 피부 타입이다. 스판덱스처럼 잘 늘어나고 줄어드는 피부가 있는가 하면, 삼베처럼 딱딱하고 신축성이 없는 피부도 있다. 지방이 빠져나간 뒤에 피부가 얼마만큼 수축할지, 주름이 생길지, 피부가 처질지 결정하는 건 이러한 피부 특성이다. 즉 나이가 많아도 피부 탄력이 좋으면 비절개도 얼마든지 가능하다는 얘기다.

2) 눈밑지방의 양

지방이 매우 많아서 눈밑이 불룩한 경우 늘어난 피부가 주름 하나 없이 고무줄처럼 쫙 달라붙기는 쉽지 않다. 다시 풍선을 예로 들면, 바람을 불어 넣은 뒤 바로 공기를 빼면 풍선의 탱탱한 느낌은 여전히 남아있다. 하지만 부풀려 놓은 상태로 일주일이 지나 스멀스멀 바람이 빠진 풍선은 힘없이 쪼그라든다. 이처럼 청춘들은 수축력이 좋아서 지방을 많이 제거해도 피부가 제자리로 잘 복귀한다. 하지만 40~50대 이후는 지방이 빠져나간 만큼 늘어짐과 주름이 발생하기 마련이다. 이때 정도가 심한 경우 피부를 절개할 수밖에 없다.

3) 구조적인 조건

안구가 돌출됐고 광대뼈 함몰이 있으면, 늘어지는 주름이 생길 가능성이 더 크다. 이때는 함몰된 앞 광대 부분에 필러를 채워 처지는 것을 방지하는 행위도 필요하다. 진료 현장에서는 이같은 다양한 조건을 토대로 피부 절개의 필요성을 세심하게 판단한다. 정리하면 아래와 같다.

미쉐린 3스타와 우리 병원의 공통점은?

(1) 비절개 수술 후 피부 처짐 때문에 결과가 좋지 않을 것으로 판단되면 레이저 눈밑지방재배치수술과 동시에 피부를 절개한다.

(2) 주름 증가가 예상되더라도 피부 탄력이 좋아 큰 문제가 없을 거로 판단되면 비절개 방식을 택한다.

말처럼 간단하면 얼마나 좋을까. 실제 진료 현장에서는 절개 여부를 결정하는 데 애매한 경우가 많다. 이럴 때 나는 판단을 조금 유보한다. 이 과정을 로또 당첨에 비유해 환자에게 설명하곤 한다.

예컨대 비절개 방식으로 수술 후 눈에 띄는 주름이나 처짐 없이 회복이 잘되면, 로또에 당첨된 것이다. 환자도 자연스럽게 예뻐졌다며 좋아한다. 하지만 절개 없이 수술했는데 주름과 늘어짐이 보기 싫게 돼버리면 꽝에 해당한다. 생각처럼 피부 탄력이 받쳐주지 않았기 때문이다. 로또에서 꽝은 더 이상 기회가 없지만, 다행히 우리 수술은 또 한 번의 기회, 곧 패자부활전이 남아있다. 3개월 정도 피부 수축을 지켜본 뒤에 추가로 절개 수술을 하는 것. 수술을 두 번 해야 한다는 번거로움이 있지만, 로또에 당첨될 확률이 충분한데 긁어보지도 않고 기회를 날려버리는 건 아깝다. 이 같은 마음에서 2단계 수술법을 만들었다.

눈밑지, 나 믿지?

나는 이런 보수적 방식인 (2단계) 비절개 위주의 눈밑지방재배치수술을 진행하는데 총 4,300여 건의 수술 중 피부를 절개한 케이스는 170명 정도로 전체의 약 3.9%밖에 안 된다. 비절개 수술 후 판단을 유보했다가 끝내 꽝이 결정되어 추가 절개까지 이어진 케이스도 15명에 불과하다. 바꿔 말하면 나머지 케이스는 모두 로또에 당첨된 셈이다.

비절개 방식으로 수술하면 어느 정도의 주름은 불가피하다. 사과에 수분이 빠지면 쪼글쪼글해지듯이, 지방재배치는 볼륨을 감소시키는 방식의 수술이기에 주름은 늘어나기 마련이다.

주름을 개선하는 방법은 다양하다. 자글자글한 주름에는 '듀얼프락셀 레이저'가 효과적인데 수술과 동시에 진행한다. 레이저가 잘 먹는 피부일 경우 오히려 수술 후 주름이 크게 개선되기도 한다. 자글자글한 주름이 아닌 커튼처럼 늘어진 주름이 발생한다면 고주파 등 에너지 디바이스를 사용하여 피부를 수축시키고 콜라겐을 재생시키는 것이 좋다. 콜라겐 및 연어주사로 알려진 PN, PDRN 주사도 피부 주름 개선과 탄력 회복에 도움이 된다. 나는 비절개 방식을 고수하기 위하여 늘어난 주름의 개선책을 연구하고 이를 시행하는 데 총력을 기울인다. 지금껏 내가 해온 일이자, 앞으로도 해야 할 일이다.

"그 연세에 피부 절개 없이 수술할 수 있다는 건 정말 큰 행운이에요. 좋은 유전자를 물려받으셨네요. 축하드립니다."

비절개 레이저 눈밑지방재배치수술만으로 성공한 최고령자는 80세 여성이다. 이분은 누가 봐도 십중팔구 하안검에 해당하는 케이스였지만, 나를 믿고 선택한 덕에 타고난 아름다운 애굣살을 살릴 수 있었다.

혹자는 눈밑 피부 절개를 쉽게 생각하지만, 내게는 가장 무거운 결정이다. 그만큼 타고난 섬세함이 가장 빛을 발하는 부분이기도 하다. 애초의 인상을 지키면서도 오히려 더 부드럽고 좋은 인상으로 개선하려고 노력하는 진료 철학이 가져온 결과일 터. 내 진료 스타일은 일반적이지 않기에 수술 및 회복 과정과 비절개 후에 재수술이 필요할 수도 있다는 점을 이해시키는 데 매우 큰 정성이 필요하다. 처음에는 주름이 생길 수도 있고 수술을 한 번 더 할 수도 있다는 사실을 쉽게 받아들이지 못하던 분도 찬찬히 설명을 듣고 나면 믿고 따라와 준다. 물론 예상을 빗나간 경우에도 끝까지 책임지고 가장 좋은 모습으로 마무리해 드린다.

나는 종종 환자에게 말한다. "내 가족이었다면 저는 무조건 비절개로 먼저 수술했을 거예요." 환자가 신뢰할 수 있는, 이보다

눈밑지, 나 믿지?

더 강력한 말이 있을까. 실제로 내 가족과 친지를 포함해 약 40명의 눈밑을 수술했지만, 단 한 명도 절개하지 않았다.

미쉐린 3스타와 우리 병원의 공통점은?

05

최 원장, 〈유퀴즈〉에 가다!

눈밑지방재배치수술이 가져온 것들

레이저 눈밑지방재배치수술 4천여 건. 섬세한 감각의 소유자. 요즘 SNS에서 가장 핫한 의사. 최동헌 원장님을 모셨습니다. 안녕하세요. 아유, 원장님. 반갑습니다! 제가 정말 꼭 모시고 싶었습니다.

"안녕하세요. 저도 〈유퀴즈〉에 나온 제 모습을 이미지화하면서 매일매일 꿈을 꿨습니다."

원장님. 그렇지 않아도 원장님께서 SNS에 올린 꿈의 이미지화 피드에 반응이 뜨거운데, 알고 계시죠? 많은 사람이 꿈을 그리고 실현하는 데 큰 영향을 줄 거 같아요.

"AI를 사용해 사람들의 꿈을 그림으로 그려주는 피드가 아주 인기가 많았죠. 꿈이 참 다양하더라고요. 그중에서 특별히 기억나는 건 시골집에서 동화책을 쓰는 게 꿈이라는 분이었는데요, AI로 그림을 그려드렸더니 정말 고마워하면서 오늘을 열심히 살아볼 힘이 생겼다고 하신 일이에요."

역시 예상한 대로 밝고 멋진 분이시네요. 오늘 알차고 재밌는 내용 기대됩니다. 최 원장님을 섭외하고 나서 시청자 게시판에서 사전 질문을 좀 받았어요. 일종의 '무엇이든지 물어보세요' 같은 겁니다.

자, 먼저 SNS에서 '눈밑지킹'이라는 닉네임을 쓰시던데 설명 좀 부탁드려도 될까요?

"눈밑지킹은 제가 제일 많이 하는 수술인 눈밑지방재배치와 왕을 뜻하는 킹을 합친 말이에요. 눈밑지방재배치수술에선 최고 수준의 전문가가 되고 싶은 마음을 담았습니다."

아니. 자기 자신한테 킹이라는 칭호를 붙이기 쉽지 않은데

대단한 자신감이네요! 지금까지 도대체 몇 명 정도 수술하셨어요?

"연간 1천 건 이상의 수술을 하고 있고요, 2024년 12월에 4,000건을 넘겼네요. 옆에서 보고 있던 병원 스태프가 정말 많이 했다며 엄지를 추켜세우는데, 아직 해야 할 사람이 4,000만 명 정도 더 있다면서 웃었죠."

와, 진짜 열심히 했네요. 근데 4,000만 명이면 영·유아와 청소년을 제외한 전 국민 아닙니까?

"맞습니다. 대한민국 남녀노소 모두 눈밑지방재배치 대상에 해당한다고 봐도 무방합니다. 왜냐면 누구나 나이가 들기 마련이거든요. 세월은 피할 수가 없습니다.

저도 들은 얘긴데요, 오래전, 그러니까 현대자동차가 처음 승용차를 생산하고 나서 얼마 안 됐을 때인데 정주영 회장님이 헬기를 타고 지방에 가다가 도로에 늘어선 차량 행렬을 보신 거예요. 그때 옆에 탄 임원에게 이렇게 말했다고 합니다, 저기 보이는 게 전부, 우리 고객이 될 사람들이다."

역시 뭐가 달라도 다르단 느낌이 드네요. 최 원장님, 이렇게 수술을 많이 하다 보면 정말 다양한 사연을 만날 것 같은데, 기억에 남는 이야기 몇 개 들려주실 수 있을까요?

할아버지, 무서워요

"사연이 정말 각양각색이에요. 눈밑지방은 유전적인 부분이 있어서 가족 얘기가 들어갈 수밖에 없고, 또 나이가 들면서 심해지는 특성이 있어 짠하고 슬픈 사연이 좀 많습니다. 첫 번째로 떠오르는 에피소드가 있는데, 40대 부부가 아버지를 모시고 왔었습니다. 손녀는 진료실까지 들어오지는 않고 밖에서 놀고 있었지요."

삼대가 같이 왔다는 얘기네요.

"맞아요. 가족 모두 같이 오는 경우도 의외로 많습니다. 사실 수술 받을 사람은 할아버지였어요. 이 집안은 유전적으로 눈밑지방을 광장히 많이 가지고 있어서, 딱 보자마자 무조건 해야 하는 눈이었지요."

딱 보면 그게 보이나요?

"엄청나게 불룩하게 양쪽 바깥까지 튀어나왔거든요. 그런데 수술하려는 이유가 좀 슬펐어요. 바로, 밖에 있는 손녀 때문이었지요."

손녀 때문이라고요? 잘 이해가 안 가는데요?

"한마디로, 손녀가 할아버지를 무서워한다는 거예요."

그게 눈밑지방과 무슨 상관이 있나요?

"잘 들어보세요, 눈밑에 지방이 많으면 좀 거칠고 사나워 보이거든요. 원인은 크게 두 가지가 있는데, 먼저 눈물 고랑부터 대각선으로 이어지는 그늘이 만들어집니다. 혹시 〈고르고13〉이라는 만화 아세요?"

(물개박수를 치면서) 알죠, 알죠. 아주 옛날 만화라서 저 같은 아재들만 알걸요?

"주인공 캐릭터 기억나세요? 얼굴에 선이라고는 몇 개 없는데 작가가 얼굴 한복판에 굵은 대각선을 길게 그려 놓았어요."

어, 기억나요. 그게 〈고르고13〉 주인공의 상징 같은 라인이잖아요!

"일본에서는 이 선을 고르고 라인이라고 부르기도 합니다. 아주 단순한 선 두 가닥으로 사나운 인상이 만들어졌다면 인상에 얼마나 중요한 선이겠어요. 그런데 바로 이 선의 시작점을 만드는 원인이 바로 눈밑지방이에요. 또 지방이 아주 많은 경우엔 바깥쪽 지방이 밀려 나오면서 눈꼬리 쪽으로 불룩하게 튀어나오게 됩니

눈밑지, 나 믿지?

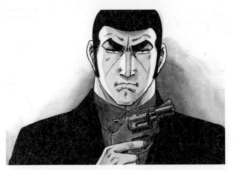

사이토 타키오의 〈고르고13〉

다. 개구리눈처럼 보이기도 하고, 눈꼬리를 눌러 눈이 작아지기도
합니다. 그러면서 눈매가 날카롭게 되기도 하죠."

눈밑지방이 인상에 그렇게나 큰 영향을 준다고요?
"눈밑지방이 많은 사람은 눈밑지방재배치수술 후에 정말 드
라마틱한 인상의 변화를 겪게 되죠. 물론 대부분 좋은 쪽으로요."

할아버지 말인데요. 사랑스러운 눈으로 바라보는데 손녀가
무섭다고 도망가면 정말 많이 속상하셨을 거 같아요.
"그래서 수술을 결심하셨고, 수술 후에 인상이 부드러워져
서 굉장히 만족하셨어요. 다른 케이스는 초등학생 딸을 둔 엄마의
얘기예요."

최 원장, 〈유퀴즈〉에 가다!

딸을 위한 엄마의 용기

이번에도 가족이에요? 하긴, 가족을 위해서라면 저라도 큰 용기를 낼 것 같긴 합니다.

"그렇죠? 수술하신 분은 40대 후반이에요. 딸 학교에서 참관수업이 있었는데 이상하게 딸이 엄마를 오지 못하게 한다는 거예요."

왜죠? 보통 부모님이 오면 아이들 어깨에 힘이 들어가지 않나요?

"그렇지 않은 일도 있어요. 지난번 참관수업에 다녀간 후로 친구들이 엄마 말고 할머니가 왔다 갔다고 놀렸다는 겁니다. 그 말을 듣고는 엄마가 부끄러워진 거지요. 그분은 실제로 학부모 평균보다 나이가 많기도 했지만, 눈밑지방 또한 심해서 노안이라는 소리를 많이 들었나 봐요. 눈밑지방은 제 나이보다 훨씬 더 나이 들어 보이게 하거든요."

애들 눈은 또 정확하잖아요? 그리고 할 말, 안 할 말을 잘 분간하지 못하기 때문에 필터 없이 생각하는 대로 그냥 말이 나오는데, 거기에 엄마와 딸이 모두 상처받았겠네요.

"평소 외모에 관심이 없어서 성형외과라곤 상상해 본 적 없는 사람도 이렇게 가족이 연관된 일이 생기면 오시더라고요. 나보다 내 가족이 마음 아파하거나 피해를 보는 부분이 있다고 생각하면 적극적으로 되는 것 같아요."

슬프면서도 한편 가슴이 뭉클하네요….

"결혼식을 앞두고 부모님과 자녀가 함께 오는 일도 심심치 않게 있습니다. 보통 딸이 부모님을 모시고 오는 일이 많지요."

결혼식 때 가장 잘 보이고 싶어서 그런 건가요?

"맞아요. 그게 제일 큰 이유지요. 또 사돈과 비교해 나이가 많은 경우도 수술하러 오십니다. 상견례를 했더니 상대방 부모가 너무 젊어서 위축이 된다는 거죠. 그래서 결혼식 전까지 어떻게든 더 젊어 보이는 모습으로 변화를 주고 싶은 마음에 내원을 결심하게 됐다고들 하시죠."

당연히 그럴 수 있겠네요. 화촉점화 할 때 신랑 신부 어머니가 같이 입장하잖아요? 식전에 축하 인사를 받을 때도 양쪽 부모님 얼굴을 볼 수밖에 없으니까요. 이해가 갑니다.

"여기서 하나 당부드리고 싶은 말은, 결혼식 당일을 기준으로 신랑 신부 될 사람은 최소한 한 달, 부모님들은 최소 3달 전에 오셨으면 좋겠다는 겁니다. 그래야 수술 후 약간의 보완할 점이 생기면 리터치 해드릴 수도 있고. 예상했던 것보다 부기가 오래 가는 분도 있거든요. 그런 변수를 생각하면 여유를 두고 오셔야 합니다."

한 살이라도 젊을 때 해야 이득

눈밑지방이 그렇게 인상을 크게 좌우할 수 있군요. 진짜 몰랐어요. 근데 이 수술은 나이 든 사람만 하는 건가요?

"그렇지 않아요. 오히려 수술은 빨리할수록 결과가 좋습니다. 실제로 2~30대도 수술하러 많이 옵니다."

그렇게 어린 나이에 벌써 수술한다고요?

"그럼요! 보통 이 나이대에는 다크서클에 대한 고민이 많은데, 유전적으로 눈밑지방을 많이 가지고 태어난 사람들은 초등학생 때부터 이미 눈밑이 불룩하고 검붉은 다크서클 때문에 굉장히 피곤해 보입니다. 일 년 내내 눈이 부어 보이는 사람도 있어요."

그리고 보니 제 친구 중에서도 항상 피곤해 보이는 애들이

눈밑지, 나 믿지?

있었어요. 다크서클이 너무 심해서 오죽하면 별명이 염라대왕이었다니까요. 다크서클로 줄넘기해도 되겠다는 말도 농담으로 많이 했어요.

"와, 그건 좀 심했다. 무심코 하는 말에 듣는 사람은 크게 상처받을 수 있는데 말이죠."

그래서 그런 사람들은 어린 나이에 수술하면 어떻게 좋아지나요?

"우선 훨씬 덜 피곤해 보입니다. 붉은색 다크서클이 옅어지고 눈밑 그늘도 많이 줄어들어요. 이렇게 다크서클이 줄어들면 며칠 못 잔 사람같이 퀭한 인상, 지쳐 보이는 느낌도 훨씬 옅어집니다."

제가 아는 사람도 다크서클이 심한데 항상 울고 난 다음 날처럼 약간 부어 있었어요. 아… 그래서 그 사람이 늘 우울해 보였구나.

"사람에 따라 위축되고 사회생활에 지장을 초래할 수도 있기에 빨리 수술하는 편이 좋습니다."

역시 눈밑지킹은 다르네요. 설명이 머리에 쏙쏙 들어옵니다.
"제가 원래 1타 강사입니다."

100만 원은 좋은 일에

눈밑지킹이 대한민국을 대표하는 최고 눈밑지방재배치 전
문가로 우뚝 서기를 응원하겠습니다. 맞추면 상금 100만 원. 유
퀴즈?

"레츠 고!"

주관식 문제입니다. 오늘날 어떤 분야를 상징하거나, 그 분
야에서 최고인 사람을 뜻하는 말은?

"음, 바로 떠오르지 않는데요. 그 분야에서 최고인 사람…
난데? 하하하. 농담이고요, 정답은… 아이콘?"

아이콘, 정답입니다! 축하드려요. 상금 100만 원은 어디에
쓰실 생각이세요?

"제가 작년부터 몇몇 사회단체에 기부하기 시작했는데요,
이 상금은 전액 어린이들의 미래를 위해 기부하려 합니다."

역시 선한 영향력. 멋진 분이라고 생각했는데, 실제로 이렇
게 보니까 더 멋지신데요?

"다음에도 언제든 불러주세요. 그때는 눈밑지월드킹이 되어

있겠습니다."

바쁘실 텐데 이렇게 나와 주서서 감사합니다.
최동헌 원장님이 눈밑지월드킹이 되는 그날까지~
유·퀴·즈!

최 원장, 〈유퀴즈〉에 가다!

06

뭐가 달라졌는지 모르겠다는 말

홀수 달 두 번째 금요일은 'SOO'라는 레스토랑에 가는 날이다. 대체로 식당 선택은 그날 기분에 따라 결정하는 편이지만, 이곳만큼은 일찌감치 1년 스케줄을 정해 놓는다. 예약이 몇 달씩 밀리다 보니 사전에 선점하지 않으면 먹을 수 없는 곳이라서 그렇다.

이 레스토랑에 가는 날이면 마지막 수술 시간도 조금 여유 있게 잡는다. 모든 게 칼처럼 떨어지면 좋으련만, 외래진료 중 애기가 길어질 때도 있고 수술 중 출혈이 많은 경우라도 생기면 시간이 지연되어 이후 진료가 모두 밀려버린다. 식당 예약 시간에 지각하는 건 불을 보듯 빤한 일. 먹는 데 진심인 내가 식당 예약 시간을 맞추는 방법으로 선택한 게 마지막 수술 시간 조정이다. 그건 그렇고, 내가 두 달에 한 번씩 이 식당을 찾게 한 마법, 그것은 대체 무엇일까.

근본을 살린 맛

'SOO'는 일식 오마카세를 전문으로 하는 식당으로 셰프의 요리 센스가 매우 탁월하다. 코스 요리의 라인업은 매달 바뀌거나 두세 달에 한 번씩 바뀌기도 한다. 이곳에선 어디에서도 맛보기 힘든 독창적인 맛과 비주얼의 음식을 만날 수 있다. '서태지와 아이들'이 해체할 때 창작의 고통 때문에 그만하겠다고 했던가. 이전에 없던 새로운 걸 만들어내는 스트레스란 이만저만이 아닐 터. 그런데도 매달 새로운 요리로 놀라게 하고, 그 맛이 하나하나 훌륭하니 감탄사를 내뱉을 수밖에 없다. 음식을 씹으면서 엄지를 추켜세우고, 차량용 강아지 인형처럼 고개를 연신 주억거리며 감동을 표현하게 된다.

'ㄴ'자 모양의 식당 좌석은 카운터석으로만 이루어져 있고, 총 10석 정도 규모로 아담하다. 진료를 마치고 도착하면 늘 마지막 타임이고, 두 개의 빈자리가 우리를 기다린다. 이미 가게는 진미의 향연으로 가득하다. 그날도 차가 무척 막혀 겨우 시간에 맞취 도착할 수 있었다.

"오시느라 고생하셨어요. 못 본 사이 얼굴이 반쪽이 되셨어요."

"요즘 수술이 좀 많아서 힘들지만, 좋은 기계가 들어와서 셀프 시술을 하다 보니 제 얼굴도 점점 작아지고 있네요."

"저도 나이 들어가면서 커지는 얼굴이 고민이에요. 저도 원장님께 한번 가야 하는데. 쉴 때는 또 가정에 충실하다 보니 좀처럼 시간이 나지 않아요."

"일 년에 한두 번만 오셔도 충분히 효과 있는 시술이 많으니 시간 한번 투자해 보세요. 저의 시술 콘셉트는 '늙는 걸 막을 순 없지만, 동년배 중 제일 어려 보이는 건 가능하다.'입니다."

"그게 정말 맞는 거 같아요. 행복은 상대적인 거니까요."

"셰프님, 저는 두 달 동안 오늘만 기다렸어요. 얼마나 또 맛있는 음식들이 나올까, 기대됩니다."

"이번에는 새로운 요리보단 다시 본질에 충실하려고 노력했습니다. 재료가 가진 본연의 맛을 최대한 끌어내는 거죠."

나는 이렇게 자기만의 뚜렷한 철학이 있는 사람이 좋다. 내가 이 집을 계속 찾는 이유이다.

"첫 번째 요리는 '성게 알-새우-무늬오징어'입니다."

"와, 셰프님. 본연의 맛을 살렸다는 게 무슨 말인지 알겠어요. 이 재료들이 한데 어우러져서 바다의 향이 흠뻑 나네요. 성게 알도 향이 이렇게 강하다니, 처음부터 이렇게 맛있으면…."

서로 얼굴을 마주 볼 수밖에 없는 구조라서 나의 큰 리액션을 본 옆자리의 여자 손님들이 웃음을 터트린다. 그중 한 사람의 얼굴이 어딘가 낯이 익다. 그런데 어디서 봤는지 도무지 기억나지 않는다. 요즘 매일같이 새로운 고객을 접해서인지 더더욱 증세가 심해진다. 열심히 기억을 더듬어보니 지난달 눈밑지방재배치수술을 한 분이다. 순간 본능적으로 수술이 잘됐는지 체크한다. 다행히 눈밑은 무척 예쁘다. 그래, 됐어!

나와 그녀는 눈이 마주쳤지만 내가 먼저 아는 척을 하지는 않았다. 예쁜 작품을 만들어 세상에 내놓았지만 내 작품이라고 떠벌리고 다닐 수 없는 성형외과 의사의 숙명 같은 거랄까. 수술 결과에 만족하는 당사자도 수술한 사실을 대놓고 자랑하지는 않는다. 어떤 예술가라도 자기 작품에 이름을 내걸 수 없다면 굉장히 슬플 것인즉, 그래도 나는 조금 나은 편이다. 의사로서 보람은 있으니 말이다. 생각이 스치는 사이 그녀가 먼저 내게 말을 걸어왔다.

뭐가 달라졌는지 모르겠다는 말

"원장님 안녕하세요. 저 아시겠어요?"

"당연히 알죠." 상대가 먼저 말하기 전에는 최대한 말을 아낀다.

"저 사실 원장님이 문 열고 들어올 때부터 다 보고 있었어요. 오시기 전부터 셰프님과 원장님 얘기를 하고 있었거든요."

수술 후 오랜만에 친구들을 만나 수다를 떠는 자리였던 것. 옆에 있던 친구가 말한다.

"원장님 근데 얘 수술한 거 맞아요? 뭐가 달라졌는지 모르겠는데요."

"다행이네요. 그러면 수술이 잘된 거예요. 딱 봤는데 수술한 티가 안 나고 예뻐진 것이 최고의 성형입니다."

"아니, 그래도 그렇지, 수술했으면 드라마틱한 변화가 있어야죠."

외래에서 수술 후 경과를 볼 때 심심치 않게 듣는 말이다. 수술한 걸 아무도 못 알아본다고, 심지어 같이 사는 남편조차. 눈밑 지방재배치는 눈 수술, 코 수술처럼 모두가 아는 대중적인 수술이 아니라서 잘 드러나지 않는 부분도 있다. 말하자면 다른 사람이 된다기보다는 원래 나의 젊음과 아름다움을 최대한 끌어내는 수술이다. 이 때문에 큰 변화가 없다고 생각하는 건 어쩌면 당연한 일이다. 그렇다고 해도 의문을 가진 사람이 있다면 설명해 주는 게 맞다. 먼저 당사자에게 물었다.

"그렇지 않아요. 정말 많이 변했고, 아주 세련되게 예뻐지셨어요. 그런 생각 안 드세요?"

"맞아요, 원장님. 저도 사실은 크게 만족하고 있어요. 무엇보다 요즘에 생기 있어 보인다는 얘기를 많이 들어요. 이전보다 훨씬 어려 보이기도 하고요. 수술 후 부기가 서서히 빠지고 매일 조금씩 변하다 보니 크게 바뀌었단 생각을 못 한 거 같아요. 그런데 수술 전에 찍은 셀카와 비교하면 정말 많이 달라졌더라고요."

"맞아요. 저도 그래서 수술하신 분께 한 번씩 예전 사진과 비교해 보라고 말씀드려요."

"그래서 어디가 어떻게 달라진 거예요?"라고 다소 저돌적으로 묻는 친구의 눈밑을 보니 불룩하다. (음, 몇 년 내로 수술할 가능성이 있으니 확실히 관심이 많을 테지.)

"일단 말씀하신 것처럼 이미지가 많이 달라졌어요. 훨씬 생기 있어 보이고 어려 보여요. 인상이 더 부드럽게 보이기도 하고요."

"오랜만에 본 사람들은 왠지 모르게 예뻐졌다고 해요. 그

뭐가 달라졌는지 모르겠다는 말

'왠지 모르게'를 아무도 집어내지는 못하더라고요. '너 눈밑지방재
배치 했지?' 하고 묻는 사람은 단 한 명도 없었으니까요."

"어떻게 말하면 수술한 사실을 눈치챌 수 있을지 알려드릴
게요. 수술 전 사진 한번 주시겠어요? 제가 예전 사진과 비교하면
서 하나하나 짚어드릴게요."라고 제안하자, 그녀는 핸드폰 사진
을 띄워 내게 건넸다.

근본을 살리는 손

와. 내가 했지만… 수술이 너무 잘된 케이스다. 핸드폰 사
진과 얼굴을 교차로 비교하면서 나는 연신 감탄사를 내뱉었다.
'SOO'의 셰프가 재료 본연의 맛을 살려 풍미를 높인다면, 나 또한
원래의 아름다움을 되찾아주는 데 전심전력을 다한다는 점에서
우리는 같은 일을 하는 셈이었다.

1) 애굣살이 보이기 시작했다

"여기 보세요. 우선 수술 전 무표정한 사진에선 애굣살이 거
의 안 보이죠? 웃는 사진에서는 애굣살과 눈밑지방이 합쳐지면서
너무 과하게 튀어나오고요."

"맞아요. 제가 웃지 않으면 애굣살이 없고, 웃으면 한쪽이

눈밑지, 나 믿지?

너무 과하게 커져서 양쪽이 짝짝이였어요."

"애굣살은 근육이에요. 애굣살이 보이지 않는 이유는 제 복근과 굉장히 비슷합니다. 저도 식스팩 복근이 있는데, 지금까지 태어나서 단 한 번도 본 적이 없어요. 왜냐면 지방에 파묻혀 있기 때문이죠." 모두가 박장대소했고, 나는 배를 어루만지면서 말을 이었다.

"애굣살도 똑같아요. 눈밑지방이 많을수록 애교 근육이 지방에 묻혀버려서 예쁜 애교 라인이 나타나지 않아요. 눈밑지방재배치는 다이어트 같은 역할을 해서 애굣살이 선명하게 드러나도록 해주죠. 저도 요즘 운동을 열심히 하는데, 언젠가는 식스팩을 볼 수 있는 날이 오겠죠?"

"예전에는 무표정하게 있으면 화난 거 같다는 얘기를 많이 들었는데, 지금은 웃지 않아도 애교 라인이 은은하게 나와서 그런지 훨씬 부드러워 보인다고들 해요."

2) 얼굴이 작아졌어요

"두 번째는, 얼굴이 작아지셨어요. 눈밑지방이 많을 때는 광대와 눈밑지방이 하나로 합쳐져 중안면 부분이 굉장히 넓어 보였거든요. 허리에 S라인이 있듯이 눈밑에도 아름다운 라인이 있습니다. 나올 데는 나오고 들어갈 데는 들어가야 미적으로 아름답게

뭐가 달라졌는지 모르겠다는 말

보이죠. 애굣살과 앞 광대는 나와야 하고, 그 사이의 눈밑 공간은 날씬해야 합니다." 하며 손가락으로 내 눈밑을 가리켰다. 눈밑에도 S라인이 있다는 말에 일행은 놀란 눈치였다.

"수술로 눈밑지방을 제거하고 재배치하면 볼록했던 눈밑 부분이 갸름해지면서 날씬한 라인이 만들어집니다. 이전에 넓어 보이던 광대가 눈밑지방과 분리되면서 작고 동그란 애플광대로 바뀌는 거죠. 이런 변화를 통해 확실히 얼굴이 작고 짧아졌다는 느낌이 생깁니다."

그제야, 다른 친구가 고개를 끄덕이며 내 말에 공감한다. "아, 어쩐지. 네 얼굴이 엄청나게 작아졌어. 이건 내가 확실히 알아."

3) 어려 보이는 리프팅 효과는 덤

"세 번째는 처진 부분이 올라간 느낌을 받는 거예요. 리프팅 효과라고도 하죠. 예전엔 눈밑은 볼록하게 튀어나오고 또 그 밑은 상대적으로 꺼져 보여서 파도가 치듯이 울퉁불퉁 처진 인상이었어요. 지금은 눈밑 부분은 갸름해지고 애플광대가 올라오면서 전체적으로 리프팅한 거 같은 느낌이잖아요."

"그래서, 어려 보이기까지 한 거로군요." 이번엔 다른 친구가 손뼉을 친다.

눈밑지, 나 믿지?

"그뿐만이 아니에요. 코가 아주 예쁘신데 눈밑지방이 있을 때는 예쁜 코가 온전히 모습을 드러내지 못했어요. 예를 들면, 한라산 옆에 오름이 많으면 한라산이 돋보이지 못하겠죠? 수술로 한라산 옆 오름을 깎아놓으니, 한라산만 예쁘게 솟아있는 것과 같은 이치입니다." 내 말에 미소로 화답하던 그녀는 어제 만난 친구가 코 수술도 같이했냐고 물었다고 한다.

"신기하게도 수술 후에 코가 높아졌다는 분들이 종종 있습니다. 또 하나 신기한 거 알려드릴게요. 혹시 쌍꺼풀 예뻐진 거 눈치채셨어요?"

"원장님. 그거 맞죠? 제가 둔해서 몰랐는데, 미용실 디자이너가 제 눈이 커졌다는 거예요. 눈밑 수술이 쌍꺼풀을 예쁘게 한다고는 생각도 못 했거든요."

"눈밑 수술로 눈 위의 지방이 제거되는 건 아닙니다. 하지만 눈 뼈 속에 있는 공간은 한정되기 때문에 눈밑 부분의 지방재배치로 인해 압력이 변화하면서 안구 윗부분에 약간의 여유가 생기죠. 그러면서 쌍꺼풀이 접혀 들어가는 공간이 형성되어 더 시원한 눈이 되는 겁니다." 눈밑 수술로 이렇게 많은 변화가 생긴다는 건 생각도 못 했다는 듯, 모두가 놀라는 표정이었다.

"제가 수술한 후에 다른 사람들에게 한 번쯤 들은 말이에요. 수술 전 사진과 비교해 보니 확실히 이해가 되네요. 아, 그리고 원장님. 개인적으로 수술해서 제일 좋은 점은 눈 주변이 잘 붓지 않는다는 거예요. 이전에는 피곤하거나 술을 많이 마신 다음 날엔 많이 부어 보였거든요."

"그런 얘기도 많이 합니다. 아마 지방을 싸고 있는 낭막을 열어주면서 그 안의 낭액이 배출되었기 때문이라고 추측하죠. 지방 자체가 기름을 많이 머금고 있던 경우도 있고요."

이렇게 하나하나 비교해 설명하면 모두 고개를 끄덕이지만, 스스로 좋아진 부분을 짚어 낼 수 있는 사람은 흔치 않다. 사람들은 상대의 얼굴을 보면서 왠지 모르게 예뻐졌다, 어딘가 달라졌다, 이전보다 훨씬 세련되어 보인다는 식으로 전반적인 분위기만 읽고 표현할 뿐이니까.

"원장님 덕분에 요즘 사는 게 너무 즐겁고 삶에 활력이 넘쳐요. 다른 인생을 산다고 해야 하나. 요즘은 매일 아침을 어찌나 상쾌하게 시작하는지. 겪어보지 않은 사람은 모를 거예요."

"진짜 파급효과가 대단한 수술이네요." 이제껏 음식을 내느라 분주했던 셰프가 반색하며 한마디 거든다. (그는 왜, 이제야 나타난 것인가.)

눈밑지, 나 믿지?

제가 정말 예쁘게 해드릴게요

"누군가의 삶에 보탬이 될 수 있다는 것이 저에겐 가장 큰 행복입니다."라고 말하려는 순간, 불현듯 과거의 일이 떠올랐다. 가까운 지인을 수술하던 날의 잊지 못할 기억. 선천적으로 지방이 많아 항상 피곤해 보이는 인상이었고, 쌍꺼풀이 없는 눈이라 무표정일 때는 차가워 보이기까지 한, 갓 스무 살 된 어린 친구였다.

혹자는 스무 살인데도 수술을 하냐고 묻겠지만, 필요한 경우 빨리 수술하는 것이 훨씬 결과가 좋다. 그래서 눈밑지방재배치와 쌍꺼풀 수술을 동시에 진행했다. 그날, 나는 수술대에 누운 환자에게 이렇게 말했다.

"제가 정말 예쁘게 해드릴게요."

그 말을 내뱉는 순간 목이 메어 더는 말을 잇지 못했다. 이렇게 멋진 수술을 배우게 되어 내 손끝으로 이 젊고 예쁜 청춘의 찬란한 인생에 빛이 되어줄 수 있다는 생각이 들어 가슴이 벅차올랐기 때문이다. 다행히 내 뜨거운 눈물은 누구에게도 들키지 않았다.

가게 안을 둘러보니 우리들만 남은 상태였다. 음식은 맛있

고 대화는 유쾌했으며 파안대소로 가득했던 시간이었다. 무덥고
습한 여름밤이었다.

눈밑지, 나 믿지?

07

그래, 결심했어!

작년까진 이러지 않았는데…

'1년 만에 눈에 띄게 심해졌는걸.'

출근 준비로 분주한 아침, 오늘따라 화장대 거울에 비친 모습을 유심히 보며 읊조린다. 내 이름은 이수영, 잘나가는 외국계 금융사 팀장이다. 나이? 그러니까… 음… 마흔 중반, 이제 누가 봐도 40대이다. 분명히 작년까진 이러지 않았는데, 눈밑이 왜 이렇게 꺼지고 나이 들어 보이나 싶다. 그래도 또래 중에 동안이라고 자신했는데, 작년 친구들 모임에서 나현에게 지적받은 이후로 유난히 눈밑이 퀭한 느낌이 든다. 한번 의식하기 시작하니 이제는 드라마를 보든 백화점에서 사람을 마주치든 다른 사람 눈밑만 보는 습관이 생겼다.

나, 진짜 열심히 살았다. 우리 세대는 그랬다. 집안 살림이 주된 일이었던 어머니들은 자신의 꿈을 딸을 통해 이루려고 하였다. 내 딸만큼은 하고 싶은 일을 찾아 자아실현을 하며, 사회에서 더 인정받았으면 좋겠다는 바람을 투영한 것. 친구들도 대부분 직장이 있고 사회에서 자리를 잡았다. 앞만 보고 살아온 탓도 있겠지만, 요즘 추세가 비혼이다 보니 아직 싱글인 친구도 적지 않다. 물론 나도 싱글이다. 골드미스라고 하던가, 훗.

혼자 살아서 좋은 점은 있다. 다양한 취미 생활을 즐길 수 있고, 시간에 구애받지 않는다. 생활비 지출이 적다 보니 업무에서 쌓이는 스트레스를 풀기 위한 버킷리스트를 하나씩 이루는 중이다. 외제 차도 사보았고, 인플루언서의 패션 아이템을 구매할 여유도 있다. 외모는 타고난 자신감도 있는 데다 얼굴에 손대는 것을 워낙 싫어하다 보니 그 흔한 피부과 한 번 가본 적이 없다. 생각도 해보지 않았다. 일 년 전, 나현이가 수술하고 나타나기 전까지는.

일 년 전 이맘때쯤이던가. 친구들 모임에서 레이저로 눈밑지

눈밑지, 나 믿지?

방재배치수술을 한 친구를 통해 처음으로 그런 수술이 있다는 걸 알았다. 분명 전과 똑같은 사람인데 어딘지 모르게 분위기가 달랐다. 확실히 그랬다. (수술했는데 저렇게 자연스럽다고?) 같은 나이인데도 옆에 있으면 내가 한참 언니 같아 보였다. 수술하는 과정에서 눈밑지방에 관한 지식을 가득 쌓은 친구는 우리에게 반의사가 되어 열강을 펼쳤다.

"야. 무조건 빨리해야 해. 내가 이거 하고 나서 얼마나 삶이 달라졌는데. 전엔 '나 몇 살 같아 보여요?'라는 질문을 하기 두려웠는데, 이젠 새로 만나는 사람마다 물어보고 있어. 30대 초반으로 보는 사람도 있고. 요즘 자신감도 많이 붙어서 스타일도 MZ처럼 바꿔보기도 한다니까. 눈밑 하나로 사람이 이렇게 변할 수도 있구나 싶어."

나현은 의기양양한 표정으로 나를 쳐다봤다. 그래. 나현아, 너 진짜 예뻐졌어. 근데 뭘 했는지는 모르겠다. 확실히 좀 더 어려보이긴 하는데….

내 말에 자신감이 붙었는지 나현은 더욱 목소리를 높였다. "나는 눈밑지방이 튀어나온 것도 있지만, 그 밑으로 꺼진 부분도 좀 많아서 필러도 같이 채웠거든." 어디에 넣었는지 모를 정도로 감쪽같기는 했지만, 그렇다고 나현이 말에 동조하는 건 어쩐지 자존심이 상했다.

필러도? 그거 안 좋은 거 아니야? 필러 하고 얼굴 이상해진 연예인도 많다던데. 필러 맞으면 이리저리 돌아다닌다는 말도 있고. 어떤 의사는 절대 맞지 말라고 하더라. 여기저기에서 주워들은 이야기여서인지 내 목소리는 기어들고 있었다.

"나도 그런 줄 알았는데 병원에서 충분히 상담하고 나니까 어느 정도 안심이 되고 믿음이 가서 필러를 선택한 거야. 수영이 너도 눈밑지방재배치가 시급해. 일단 상담이라도 받아봐. 넌 원래 동안이고 예뻐서 눈밑지방재배치만 하면 대박 날 거야." 순간 나는 발끈하며 나현이를 바라보았다. 뭐, 나한테 성형수술을 하라고? 평소 외모엔 자신 있던 나를 친구가 대놓고 평가하니 묘하게 기분 나쁘기도 했고, 내가 수술을 해야 한다는 사실에 마음이 상했다.

"수영아, 이건 예뻐지려고 하는 수술이 아니고 얼굴의 단점을 없애는 지우개 같은 수술이야." (예뻐졌다고 추켜세워 줬더니 얘가 점점…). 나도 지지 않고, 정면으로 쏘아붙였다. 나현이 너 지금, 내 얼굴에 단점이 많다는 거야?

"어머. 오해하지 마. 네가 못생겼다는 게 절대 아니고 예전에 예뻤던 얼굴이 조금씩 변해가는 거 같아서…. 아는 만큼 보이니까. 나도 눈밑지방재배치 하기 전에는 내가 수술해야 하는 사람인 줄 몰랐어. 하고 나니까 보이더라고. 수영아, 나 원래 내가 만족한 건 다른 사람한테 잘 퍼뜨리는 성향이 있잖아. 나는 친구들이 내 말 듣길 잘했다고, 고맙다고 피드백 주면 그렇게 기분이 좋더라. 그 대신 나쁜 피드백이 돌아오면 그만큼 스트레스도 많이 받아서 내가 해보고 진짜 좋은 것만 권하거든." 아이고, 눈밑지방재배치 전도사 나셨네. 여우 같은 계집애. 그런데 나는 나현의 말에 묘하게 설득당했다.

그렇게 친구들과의 모임을 마치고 집에 와서 보니 확실히 얼굴이 지쳐 보이고, 예전엔 예뻤던 애굣살도 덜 보이는 것 같았다. 나현이 소개해 준 병원 카카오톡 채널로 사진을 보내 온라인 상담을 먼저 받았더니 친구처럼 나도 꺼짐이 있어서 필러를 넣어야 한다고 했다. 수술까지는 마음이 조금 열렸는데, 필러도 해야 한다니, 굳이 이렇게까지 할 일인가 싶어 마음을 접었다. 그렇게 1년이 흘렀다. 그동안 숙원 사업과도 같은 눈밑지방재배치수술은 늘 마음 한편에 남아있었고, 병원 유튜브 채널과 SNS로 새로운 소식은 받아보고 있었다.

크게 라디오를 켜고

내가 눈여겨보던 최 원장님이 아침 라디오 건강 채널에 출연한다는 정보를 접하고는 평소보다 20분 일찍 집을 나섰다. 나는 효율을 굉장히 중시하는 사람이라 기왕이면 출근길 차 안에서 듣고 싶었다.

라디오를 켜본 지가 너무 오랜만이라 채널을 찾는 것부터 버벅댔다. 어찌어찌 95.1FM 주파수를 맞추고 세팅을 완료했다. 드라이브 스루로 아이스 아메리카노 그런데 사이즈 한 잔과 베이글을 픽업하고, 청취자 모드로 돌입했다. 평소보다 일찍 나오니 확실히 거리가 한산했다. 평균 40분은 걸리는데 너무 일찍 도착해 버리면 어쩌지? 미리미리 걱정하는 성격이라 별생각이 다 들었다.

"여러분의 근거 중심 건강 채널 〈이번 인생 잘살고 Olleh!〉입니다. 오늘은 지난 시간에 이어 눈밑지방재배치와 함께하면 좋은 시술에 관해 최동헌 원장님을 모시고 알아보겠습니다. 원장님 안녕하세요?" 아나운서의 힘찬 오프닝 멘트가 방송의 시작을 알렸다.

"안녕하세요, 여러분의 눈밑지킴이 눈밑지킴 최동헌 원장입니다."

"지난번 출연하셨을 때, 눈밑지방재배치에 관해 자세한 얘기를 많이 해주셔서 시청자들 반응이 굉장히 좋았거든요. 출연하신 이후에 원장님 주위에서도 반응이 있었을 거 같은데요?"

"네, 저도 너무 뜨거운 관심을 보여주셔서 큰 보람이 있었습니다. 병원에도 문의 전화가 빗발쳐서 직원들이 고생도 많이 했고요."

"원래는 눈밑지방재배치가 1회 편성이었는데 원장님께서 눈밑에 필러를 병행하는 게 좋다고 얘기하셨기 때문인지 시청자들 문의가 무척 많았습니다. 어떤 병원에서는 지방이식을 하고, 다른 데서는 자가 콜라겐을 넣는다면서, 다양한 질문이 올라오더라고요." 그래, 나도 어디선가 읽은 기억이 났다. 여성지인지, 패션지인지 정확하진 않지만 말이다.

"네, 맞습니다. 저도 진료하면서 굉장히 많이 듣는 질문들이에요. 이 질문에 답을 하기 위해서 설명에 굉장히 공들이다가 보면 10분, 20분이 그냥 흘러가기도 하죠."

"그 자세한 얘기를 듣기 위해 원장님을 한 주 더 모신 겁니다. 그리고 이 자리에는 패널 두 분도 함께했습니다. 제일 많이 들어온 질문부터 볼까요? '눈밑지방재배치를 하는데 왜 필러니 지방이식이니 하는 시술이 필요한 거죠?'라는 질문인데. 진짜 저도 궁금합니다, 원장님. 대체 왜 그런 겁니까?"

"사람이 나이가 들면 겪는 몇 가지 변화가 있습니다. 먼저, 피부가 탄력을 잃고 처지게 되죠. 그리고 얼굴에 있는 지방들이 점점 위축됩니다. 또 하나 중요한 것은 뼈도 삭는다는 거예요. 중고등학교 때까지 있던 포동포동한 젖살 느낌이 점점 사라지는 건 이 때문입니다."

"결국은 이런 변화 때문에 나이 들어 보인다는 얘긴가요?"

"맞습니다. 눈밑지방재배치수술은 주로 30~40대 이후 많이 하게 되는데, 가장 수요가 큰 나이대는 50대 전후입니다. 미용에 관심이 없어도 늙고 지치고 피곤해 보이는 건 싫어서 70대, 80대에도 수술을 하려는 분들이 있고요."

"와, 그렇게 늦은 나이에도 수술한다고요?" 패널인 트로트 가수가 탄성을 질렀다. 평소 오버하던 그의 표정이 상상됐다.

"네, 우리 병원에서 95세인 분을 수술한 적이 있는데 말수가 아주 적은 분이셨어요. 그런데 수술 직전에 딱 한 마디 하시더라고요. '원장님. 예쁘게 해주세요.' 예뻐지고 싶은 욕망은 나이와 상관없습니다."

그렇다, 나이가 들면 변화된 모습을 받아들이고 어느 정도는 내려놓을 줄 알았다. 그런데 솔직히 누군들 나이 먹은 자기 모습에 쉽사리 순응하겠나. 내 마음이 흔들렸다.

눈밑지, 나 밑지?

"젊을 때 같을 수야 없겠지만 누구에게나 젊고 예뻐지고 싶은 욕구는 있는 것 같습니다. 그럼 원장님, 지방이식이나 필러 같은 시술은 이런 노화에 따른 변화를 바꿀 수도 있는 시술이란 얘긴가요?"

"맞습니다. 눈밑지방재배치수술을 하는 나이대에서는 대부분 처짐과 꺼짐이 함께 일어나기 때문에 결국 무언가로 채워줘야 더욱 아름다운 모양을 만들 수 있습니다. 다만 모든 사람이 이런 시술을 병행해야 하는 건 아니고요. 피부 탄력이 굉장히 좋아서 처짐이 적고, 광대뼈 돌출로 인해 비교적 꺼지지 않은 분들은 필러나 지방이식을 안 하셔도 충분히 좋은 결과를 얻을 수 있습니다."

"네, 필요성은 충분히 알았습니다. 그럼, 여기서 청취자 전화 연결로 궁금증을 풀어보겠습니다. 여보세요?"

"여보세요? 안녕하세요."

"안녕하세요? 목소리가 너무 좋으시네요. 어떤 게 궁금하실까요?"

원장님은 필러를 좋아해

"평소 원장님 유튜브를 꼬박꼬박 챙겨보는 팬입니다. 지방이식이랑 필러 중에 뭘 해야 할까요? 필러가 낫다는 사람도 있고,

그래, 결심했어!

무조건 지방이식을 하라는 사람도 있어서 좀 고민이 되거든요."

"질문 감사드립니다. 결론부터 말씀드리면 저는 필러를 훨씬 선호합니다. 필러의 장점은 크게 두 가지가 있는데 먼저 굉장히 디테일하게 시술할 수 있다는 점, 그리고 문제가 생겼을 때 해결이 쉽다는 점입니다. 알려진 것보다 훨씬 오래 가기도 하고요."

"그럼 지방이식은 그렇지 못하다는 건가요?"

"맞기도 하고, 틀리기도 합니다. 지방이식 또한 섬세하게 시술이 이루어지면 충분히 디테일을 살릴 수 있습니다. 하지만 지방이식의 특성상 아무리 시술을 잘한다고 해도 사람 손을 떠난 부분이 있어요. 쉽게 설명하면 생착률이라는 건데요."

"생착률이요?" 아나운서의 목소리에서 난생처음 들어보는 소리라는 분위기가 풍겼다. 물론 나도 들어본 적 없는 단어였다.

"네, 생착률은 이식된 지방이 생착되어 살아남는 확률을 말합니다. 지방은 우리 몸속에 있는 살아있는 세포입니다. 지방이식이란 지방을 어떤 곳에서 다른 곳으로 이동시키는 겁니다. 이민이라고 생각하시면 돼요."

"이민이라고 표현하니 확실히 생명력이 느껴지는 것 같네요."

"살아있는 게 맞지요. 우리가 이민한 후에 그곳에 뿌리를 내리려면 환경에 적응을 잘해야 하잖아요. 생착률도 사람마다 다르고, 이동하는 곳의 혈류 상태나 지방 상태와 같은 주변 환경에 따라서도 달라집니다. 실제 수술을 하고 나면 생착률이 50%가 채 안 되는 경우도 종종 있습니다."

"아니, 그거밖에 못 살아요? 백이면 백 살아남는 거 아니에요?" 패널 중 하나인 개그맨의 목소리였다. 그래, 출연료 값은 해야지.

"생착률은 예측이 어렵습니다. 그래서 의사들은 생착이 안 되어 볼륨이 빠질 것을 고려해서 원하는 볼륨보다 조금은 과하게 넣곤 하지요."

"아, 그래서 지방이식을 한 직후에는 그렇게 빵빵한 느낌이 드는군요."

"정확하게 보셨습니다. 일부러 성형을 과하게 하려는 건 아니고, 지방이식의 특성 때문에 그렇게 할 수밖에 없는 건데요. 그래서 제가 디테일이 떨어질 수도 있다는 말씀을 드린 겁니다. 생착이 덜 되는 경우는 차라리 괜찮아요. 왜냐면 한 번 더 해주면 되니까요. 물론 리터치를 위해서는 어딘가에서 다시 지방을 채취해야하는 번거로움은 있지만요. 문제는 과할 때입니다. 예상보다 생착이 너무 잘되는 경우도 있거든요."

"과하게 생착이 됐을 때는 어떻게 하나요?"

"현실적으로 이식한 지방을 섬세하게 제거하기는 힘듭니다. 모두 깨끗이 녹이는 주사가 없을뿐더러, 수술로도 3차원적으로

그래, 결심했어!

군데군데 들어있는 이식 지방을 모두 제거할 수가 없습니다."

"넣는 것보다 빼기가 훨씬 어렵다는 말이군요? 저도 지방이식이 내 몸의 일부를 넣는 거라서 무조건 좋다고만 생각했는데, 어려운 부분도 있네요." 트로트 가수도 뒤질세라 거들고 나섰다.

"맞습니다. 물론 지방이식은 잘되면 굉장히 좋은 수술입니다. 자가 세포를 이식하는 것이기 때문에 안심되는 점이 있고, 지방줄기세포가 함께 이식되기 때문에 피부 결이 좋아진다는 장점도 있죠. 실제 지방줄기세포로 수술하신 분들은 대부분 피부가 환하고 좋아졌어요."

피부 결이 좋아진다고? 순간 나는 라디오에 귀를 가까이 가져다 댔다. 필러가 좋다고 해놓고, 지방이식은 피부가 좋아진다니. 이건, 뭐지.

"원장님께서 선호하신다는 필러는 그럼 이런 단점은 없는 건가요?"

"지방이식의 단점이 필러의 장점이 되고, 지방이식의 장점은 또 필러의 단점이 될 수 있습니다. 서로 반대되는 특성을 가졌다고 봐도 무방하겠네요. 물론 필러도 전제 조건은 굉장히 섬세한 시술이 이루어져야 한다는 겁니다. 지방이식이든 필러든 미술로 따지면 조각과 같은 예술적 과정이기 때문에 시술자의 실력에 따라 결과가 매우 크게 좌우됩니다."

"원장님 같은 분은 아티스트라고 불러야겠군요."

"민망한 얘깁니다만, 저도 스스로 아티스트라고 부르고 있습니다. 조금 더 설명을 해드리면, 필러는 지방과는 달리 생착 과정이 필요 없어서 넣는 즉시 볼륨이 결정됩니다. 0.01cc 정도의 미묘한 차이도 필러로 구현할 수 있기 때문에 매우 섬세한 편이지요. 시술자가 넣는 볼륨만큼 결과가 예측된다는 것이 가장 큰 차이점입니다."

"원장님, 시술 즉시 변화를 볼 수 있나요? 그리고 만약에 부족하면 좀 더 넣어주면 되는 건가요? 저라면 미리 많이 넣을 거 같거든요." 개그맨다운 너스레였다. 원장도 만만치 않을걸.

"얼마든지요. 필러를 시술하고 바로 거울을 보여드리면 깜짝 놀라는 분도 계세요. 이렇게 즉시 효과가 있는 건지 몰랐다고 하시면서요. 말씀하신 대로 부족한 경우 또 채우는 리터치 등 반복 시술이 굉장히 용이합니다. 우리 병원에 오시면 섭섭지 않게 넣어드릴게요. 하하. 농담인 거 아시죠?"

"반면 과하게 들어갔을 때는 어떻게 해야 하나요?"

"녹이는 주사가 있습니다. 필러의 원재료는 '히알루론산'이란 것인데, 우리 몸에도 자연적으로 존재하는 물질입니다. 탄수화

물을 분해하는 아밀라아제가 있는 것처럼 히알루론산을 분해하는 '히알루로니다제'라는 효소가 있는데, 이 물질을 주사하면 필러는 모두 분해됩니다. 따라서 과할 때는 녹여서 원래대로 되돌릴 수 있는 거죠."

"그러니까 필러는 문제가 생겼을 때 쉽게 조처할 수 있다는 거네요? 아까 지방은 완전히 녹이기 힘들다고 하셨거든요."

"네, 맞습니다. 제가 지방이식보다 필러를 선호하는 가장 큰 이유입니다. 어느 것이든 사람이 하는 행위이기 때문에 부족하거나 과하게 시술될 수 있는데, 이렇게 수정이 필요한 상황에서 녹여서 원상 복귀할 수도 있고 이후에 재시술도 가능하다는 게 필러의 강력한 장점이지요."

"결국은 불이 났을 때 불을 끌 소화기를 가지고 있느냐 없느냐 차이겠네요." 역시 아나운서는 아무나 하는 게 아니구나. 필요할 때 나서서 정리하는 순발력이 압권이잖아.

4천 건 중 치명적인 부작용은 0건

"자, 그러면 다음 청취자분 연결하겠습니다. 여보세요?"

"원장님. 안녕하세요. 설명 잘 들었습니다. 주변에서 눈밑 필러는 절대 맞지 말라고, 부작용이 많다는 얘기를 들었습니다.

원장님은 지방이식보다 필러를 주로 하시는 것 같은데, 그러면 필러는 부작용이 전혀 없나요?"

"안녕하세요. 질문 감사합니다. 물론 필러도 부작용이 있습니다. 확률은 낮지만, 외부에서 들어오는 물질이기 때문에 염증 또는 알레르기 반응이 있을 수 있습니다. 특히 피곤해서 면역력이 떨어질 때 이런 문제가 생기기도 합니다. 염증이 생긴다고 큰일 나는 건 아닙니다. 이때는 시술한 병원에서 소염제 등 약을 처방받아 드시면 대부분 해결되는데, 만약 반복해서 증상이 생기면 녹이는 편이 낫습니다."

"뉴스에서 필러 시술 후 실명이나 괴사가 일어난 일을 보기도 했거든요. 그건 어떻게 생각하시나요?" 트로트 가수의 목소리였다. 이 친구도 필러에 관심이 많은가 보네.

"그 문제도 굉장히 낮은 확률이지만 있을 수 있습니다. 대롱처럼 생기고 끝이 둥근 '캐뉼라'라는 것을 사용하고 안전하게 천천히 시술한다면 문제가 생길 가능성은 매우 낮습니다. 저는 눈밑 필러만 3천 건 이상 시술했는데, 실명이나 괴사와 같이 치명적인 문제가 생긴 케이스는 단 한 건도 없습니다."

그래, 결심했어!

그래도 필러는 내 운명

지방이식과 필러의 차이도 들었지만, 여전히 나는 확신이 생기지 않았다. 필러도 필러지만 요즘 유행한다는 '콜라겐부스터'가 더 나을 것 같다는 생각이 들어서 꼭 의견을 들어보고 싶었다. 불행인지 다행인지, 회사 진입 사거리에서부터 정체가 심해졌다. 이런 기회가 또 있겠나 싶어 용기를 냈다. 나도 모르게 핸즈프리로 방송국에 전화를 걸었다. (통화 중이길, 제발 통화 중이기를….) 걸렸나?

"다른 청취자도 연결해 보겠습니다. 여보세요?"

"여보세요? 안녕하세요, 원장님…. 저는 친구가 원장님께 수술받고 너무 예뻐진 걸 본 후로 1년째 수술을 고민만 하는 40대 여성입니다. 저는 사실… 비대면 상담도 한 번 받았는데 필러도 같이하라고 하더군요. 필러 대신 요즘 유행하는… 자가 콜라겐 주사는 어떨지 의견을 듣고 싶습니다." 휴우…. (이수영, 왜 너답지 않게 떨면서 버벅거리는 거야.)

"안녕하세요? 전화 감사합니다. 요새 자가 콜라겐을 생성시키는 물질들이 유행하고 있습니다. 이 자가 콜라겐 시술은 콜라겐 자체를 넣는 것이 아니라 내 몸에서 콜라겐 생성을 유도하는 물질을 넣어주는 시술입니다. 그러니까 필러처럼 넣어서 보충하는 게 아니라, PLLA 또는 PDLLA라는 합성고분자 물질을 넣어서 내 몸이 자가로 콜라겐을 만들어내도록 하는 방식이죠."

"자가로 만들어낸다면 내 몸의 것이니 좋은 거 아닌가요?" 아나운서가 분위기를 띄웠다.

"자연스럽게 볼륨이 올라온다는 장점이 있지만, 지방이식과 유사한 문제점이 있습니다."

"디테일이 떨어지고 문제가 생기면 해결이 어려운 건가요?"

"네, 정확하게 보셨어요. 콜라겐이 얼마만큼 생성될지 정확한 예측이 어렵기 때문에 섬세한 시술이 어렵습니다. 특히 눈밑처럼 피부가 얇은 곳에 자가 콜라겐으로 인한 결절이 과하게 생기면 울퉁불퉁하게 비쳐 보이는 경우도 간혹 있는데요, 이렇게 문제가 발생할 때는 녹이는 주사가 없어서 원상 복귀가 어렵습니다. 수술로 제거하는 것도 현실적으로 어렵고요."

이렇게 듣고 보니 그나마 필러가 섬세함과 대처 방식에서 가장 안전하리라는 확신이 들었다. 원장님의 설명이 이어졌다.

"장점만 있는 물질은 없습니다. 모두 장단점이 있는 거죠. 지방이식이나 자가 콜라겐을 선호하는 원장님은 그 원장님만의 철학과 기준이 있을 거예요. 저는 그 부분을 존중합니다. 필러는 제 의료 철학과 가장 잘 맞아서, 가장 선호하는 제품일 따름입니다."

"아쉽지만, 시간이 끝나 가는데, 끝으로 원장님의 필러 시술 철학을 간단하게 들려주시겠어요?"

"네, 저는 과하게 모양을 바꾸어 다른 사람처럼 변하는 게 아닌 원래 볼륨이 있었던 자리를 채우는 보수공사를 한다는 마음 으로 필러 시술을 하고 있습니다. 쉽게 말해 요즘 유행하는 꾸안 꾸(꾸민 듯 안 꾸민 듯) 시술이라고 보셔도 되겠네요. 즉 살이 처지 고 지방이 줄어들면서 볼륨이 꺼지는 노화 과정을 역행하는 건데, 이를 필러로 재현하는 거지요. 이런 필러 시술은 눈밑지방재배치 수술과 병행했을 때 가장 큰 시너지 효과를 낼 수 있습니다.

눈밑지방은 지방이 과하게 불룩해진 부분이기에 볼륨을 줄 여야 하는 수술이지만, 볼륨만 줄이면 꺼짐이 심해질 수 있어서 꺼 진 부분을 채워주는 시술을 병행할 때 조화로운 결과가 나올 수 있거든요. 원래의 젊은 얼굴을 복원하는 과정, 여기에다 마음과 정성과 의술을 다하겠다는 게 필러에 관한 제 철학입니다."

"네, 원장님. 오늘도 이른 아침부터 친절하고 자세한 설명 감사합니다. 지금까지 청취해 주신 분들, 전화 걸어주신 세 분, 모 두 감사합니다. 무더위를 식히는 비가 오는 아침입니다. 오늘도 낭만 가득한 하루 보내시길 바랍니다."

눈밑지, 나 믿지?

갑자기 내린 비가 차창에 후드득후드득 떨어지며 클로징 음악에 비트를 더했다. 나도 모르게 가사를 따라 부르며 회사 지하주차장으로 향했다. 주말에는 다른 용기를 내봐야겠다고 다짐했다. 이수영! 그래, 가보는 거야.

"Oh~ 머리부터 발끝까지 다 사랑스러워⋯."

08

올해 안에 꼭 하는 거다

사람도 작은보호탑해파리 같다면

수진에게서 다시 연락이 온 건, 아들 이마를 봉합하고 한 달이 지났을 즈음이었다. 종종 찾는 베이커리 카페에서 만나기로 했다. 도착하니 먼저 자리 잡은 수진이가 보였다.

"수진아, 잘 지냈지? 일단 주문부터 하자. 이 집은 에티오피아 예가체프 드립이 시그니처야. 피낭시에도 맛있고."

알아서 시켜달라는 수진이의 결정 장애는 여전했다. 웃으며 커피와 디저트를 주문했다. 수진이는 지난번에 아들의 상처를 잘 봉합해 줘서 고맙다며 정성껏 포장한 선물을 내밀었다. 영화 〈사이드웨이〉에서 주인공 마일스가 극찬하던 피노 누아 품종의 라벨이 예쁜 와인이었다. 캘리포니아산 '더 뱅가르드 피노 누아 2017.' (꽤 비쌀 텐데.)

"당연히 해야 할 일을 했을 뿐인데. 아무튼 고마워, 잘 마실게. 아들 상처는 좀 어때?" 내가 잘 꿰매준 덕분에 지금은 흉터가 거의 안 보인다고 대답하는 수진에게 앞으로가 더 중요하다는 말을 보탰다. "내가 알려준 대로 흉터 관리 잘해야 해."

하루에 세 번 마사지도 잘하고 있고 실리콘이 함유된 연고도 꾸준히 바르는데, 붙이는 실리콘 밴드는 아이가 땀도 많은 데다 남자애라서 그런지 유지가 잘 안되는 모양이었다. 실상 대부분 남자아이는 밴드를 잘 붙여놓기 힘들다. 마사지랑 연고만 잘 발라도 상처가 튀어나오는 걸 예방하는 데 좋다. 한 달 뒤부터는 레이저치료를 시작하자고 제안했다.

"진짜 너 아니었으면 어쩔 뻔했니. 애 이마에 옥에 티라도 생졌으면 그걸 평생 보는 내 마음은 얼마나 아팠겠어." 그렇다. 가느다란 한 줄이라도 당사자와 부모에겐 그 선이 한없이 넓게 보일 수밖에. 꼼꼼하고 정갈한 성격의 수진이라면 잘 관리해 줄 걸 안다. 이런저런 이야기를 나누던 중에 수진이가 자세를 고쳐 잡더니 뭐 하나 물어봐도 되냐면서, 질문을 던졌다.

수진이는 주저하다가 멋쩍게 입을 뗐다. 아무리 의사 친구라고 해도 남자인 내게 물어보기 쑥스러운 내용이었다. 아마 내가 남의 말을 잘 들어주고 성심성의껏 조언해 주는 데 용기를 낸 듯했다. 상담과 조언을 통해 해결책을 함께 고민하는 것도 내 일이니까.

"실은 나도 몸에 숨기고 싶은 선들이 좀 있어. 사실 첫째 임신하고 살이 정말 많이 쪘는데, 그때 튼살이 정말 많이 생겼거든. 출산 후 꾸준히 다이어트도 하고 튼살에 좋다는 크림을 진짜 열심히 발랐는데도 좀처럼 좋아질 기미가 보이지 않아. 아들은 너무 예쁜데 그 덕에 얻은 튼살과 늘어진 피부 때문에 너무 고민이야. 친구들이랑 수영장에 가면 비키니 입는 건 고사하고 탈의실에 같이 들어가기도 민망해."

그럴 거다. 애 낳기도 쉽지 않은데, 그 뒤에 예상치 않게 몸

눈밑지, 나 믿지?

이 변해버리면 얼마나 속상하겠나. 어떻게 방법이 없겠냐고 묻는 수진에게 내놓을 명쾌하고 완벽한 답은 마땅치 않았다. 현실이 그랬다.

"튼살과 늘어진 뱃살을 잡는 건 진짜 쉽지 않아. 아주 극적인 효과가 있는 건 없어. 바늘이 달린 고주파 기계로 피부를 수축시키고 콜라겐을 재생시키면 그나마 좀 효과가 있는 편이고, 아주심할 경우에는 복부성형술을 통해 늘어진 피부를 물리적으로 제거해야 해." 복부성형술이라는 말에 눈이 휘둥그레진 수진이는 말만 들어도 끔찍하다며 손사래를 쳤다.

"아무래도 그렇겠지? 복부성형술은 늘어진 만큼의 피부를 잘라낸 다음에 봉합하는 수술이야." 수술이라는 말에 대부분은 흉터를 생각한다. 살을 자르고 꿰매니 흔적이 남는 건 불가피한 일이니까. 수진이도 똑같은 말을 했다. 흉터가 많이 남는 거 아니냐고. 그렇다, 복부성형술을 하게 되면 한쪽 옆구리에서 반대쪽 옆구리까지 가로지르는 긴 흉터가 남는다. 그럼에도 처짐이 너무 심해서 차라리 흉터와 늘어진 살을 맞바꾸는 게 낫다고 판단하면 수술을 추천한다고 답해주었다.

"어휴. 나는 무서워서 엄두도 안 난다. 또 굳이 이 정도를 가

올해 안에 꼭 하는 거다

지고 그렇게 큰 수술을 하고 싶지도 않고. 그냥 이대로 운동 열심히 하고 다이어트나 하면서 살아야겠다. 근데 내 친구들은 둘째까지 낳아도 다 괜찮던데, 왜 나만 이런 건지 모르겠네?"

"수진아. 그래서 내가 지난번부터 눈밑지방재배치를 빨리하라고 말한 거야." 수진이 표정을 보니 뱃살 얘기하다가 뜬금없이 눈밑지방재배치가 웬 말이냐고 쓰여 있었다.

"나이가 들어 눈밑지방이 불룩해지는 것과 뱃살이 늘어나는 과정은 그 성질이 굉장히 비슷하거든. 우선 임신하든 살이 찌든 뱃살이 늘어나면 피부도 함께 늘어나게 돼." (나도 그게 진짜 신기했다.) 내 말에 수진이는 고개를 끄덕였다. 계속 말을 이어도 되겠다 싶었다.

"다음이 문제인데 출산하거나 급격한 다이어트를 해서 불룩했던 배가 홀쭉해지면, 지금까지 늘어났던 피부도 원래대로 돌아와야 하거든. 이때부터 피부 탄력에 따라 돌아오는 힘이 사람마다 달라서 차이가 나게 되는 거야."

"나는 힘이 없는 편이지…? 나는 왜 이렇게 타고났을까." 수진이의 자신 없는 목소리였다.

"그래 보여. 수축력은 선천적으로 타고난 부분과 노화에 따른 부분이 모두 영향을 미쳐. 우선 선천적으로 피부 탄력이 매우 좋은 사람은 나이에 상관없이 결과가 좋거든. 하지만 너무 부정

눈밑지, 나 믿지?

적으로 생각할 필요는 없어. 타고난 탄력은 좋지 않아도 넌 아직 젊은 나이라 괜찮아."

앞서 말했듯이 나이가 들수록 탄력과 회복력은 더 떨어지기 마련이다. 20대에는 100킬로그램 넘게 살이 쪄도 다이어트를 하면 대부분은 문제없이 S라인이 나온다. 반면 50대에 다이어트를 하면 살이 늘어져 버린다. 출산도 첫째보다 둘째를 낳을 때 처짐이 더하고, 임신하는 시기가 늦을수록 주름과 처짐은 더 심해질 수밖에 없다.

"출산 후 트고 늘어진 내 배처럼 내 눈밑도 지방을 빼고 나면 처지고 주름질까?"

"넌 피부가 너무 얇고 늘어짐도 있어서 수술 후에 주름이 좀 생길 수 있어."

"나도 알아. 피부과를 가든 어디에 가든 다들 피부가 얇다는 얘기를 하도 많이 들어서 나도 관리에 신경 많이 쓰는 편이거든."

"타고난 것과 지금까지의 세월이 만든 건 어느 정도는 거스를 수 없는 부분도 있어. 원래 우리 나이 때는 눈밑지방재배치 후 결과가 매우 좋아야 하거든? 그런데 타고난 피부가 워낙 약하면 지방이 빠져서 볼륨이 줄어들었을 때 (수분 빠진 사과가 쪼글쪼글하

듯이) 주름이 질 수 있다는 거야." 여기서 주름이 더 늘어나면 곤란하다는 수진이는 연신 헛웃음을 지었다. 뭔가 위로와 안도감이 필요한 순간이었다.

"세상에 주름을 다 없앨 수 있다면 얼마나 좋겠냐? 그럼 나는 노벨의학상을 탈 거야."

'작은보호탑해파리'라는 동물이 있다. 이 개체가 놀라운 건 천적에게 먹히지 않는 한 이론상 영원히 살 수 있다는 점이다. 그러니까 나비가 애벌레로 돌아가는 것처럼 작은보호탑해파리는 청춘 회복 시스템을 가졌다. 쉽게 설명하자면 작은보호탑해파리의 세포는 효소로 텔로미어(Telomere, 염색체의 끝부분에 있는 염색 소립으로 세포의 수명을 결정짓는 역할을 한다)를 회복시키기 때문에 세포분열을 무제한으로 반복할 수 있고 결국 영원한 삶이 가능해진다는 얘기. 이 세포의 비밀을 풀게 된다면, 인류의 영원한 숙제인 노화를 멈추고 세월을 되돌리는 기적 같은 일이 가능하지 않을까. (그럼 난 어떻게 되는 거지?)

"그럼 수술 후에 주름을 좋게 하는 방법은 있어?"
"확실하게 개선하는 방법은 피부를 절개하는 건데, 주름 몇 줄 없애자고 피부를 잘라내는 건 벼룩 잡으려다 초가삼간 다 태우는 셈이지. 절개하는 순간 너의 그 예쁜 애굣살이 변해버리거든."

"맞아, 그나마 내가 애굣살이라도 있어서 좀 어려 보이는데. 우리 엄마 친구가 하안검 수술한 뒤로 애굣살이 많이 줄었다고 속상해하는 걸 봤거든. 그럼 다른 방법은 뭐가 있을까?"

"종류는 많지만, 한 번에 주름을 다 없애는 엄청나게 좋은 방법은 없어. 우선 보톡스로 근육의 움직임을 줄여서 주름을 개선할 수 있어. 듀얼프락셀 레이저로 콜라겐을 재생시키거나, DNA 성분을 보충해 줘서 재생을 돕거나, 콜라겐을 직접 넣어주는 방법도 있고. 이외에도 복부에 사용하는 것과 같은 원리로 바늘이 달린 고주파로 수축과 콜라겐 생성을 유도해도 돼. 주름은 앞으로 평생 관리해야 하는 관리의 영역이야."

"오늘도 이렇게 또 배우네."

수진에게 결정 장애가 있는 건 알지만, 수술을 결심하기란 누구에게도 쉬운 일은 아니다. 그래도 시기를 더 놓치지 말고 올해 안에는 꼭 하자고, 날 믿으라고 말했고, 환한 웃음으로 다짐을 받았다. 오늘 저녁은 피노 누아에 꼭 맞는 마르게리타 피자다.

09

이 맛에 의사 한다

울릉도에서 왔어요

오늘은 내가 수술한 멋쟁이 신사의 경과를 보는 날이다. 사실 나는 이날을 손꼽아 기다렸다. 나를 찾아오기까지의 스토리가 독특했고, 내원 당시 눈밑 상태가 매우 안 좋아서 내게도 도전과 같은 수술이었기 때문이다. 그러니까 한 달 전쯤이었다.

"원장님 찾아서 멀리 울릉도에서 왔어요."

멀리서 나를 찾아오는 데는 대체로 이유가 있다. 그분도 그랬다. 눈밑지방재배치수술을 받기 위해 각 지역에 있는 유명한 병원에 일일이 방문하며 상담을 받아봤다고 했다. 어느 병원에 가도 피부를 잘라내는 하안검 수술을 해야 한다고 입을 모았다고 말하는 그의 눈밑을 보니 당시 진료를 한 의사들의 말도 이해되었다. 그의 눈밑은 지방량이 많아서 불룩하게 튀어나왔고, 피부는 불룩한 지방과 함께 축 늘어져 있었다. 게다가 노화로 인해 꺼지고 처진 부분까지 더해지며 어둡게 드리워진 그늘 탓에 어딘가 아파 보이면서 기력이 쇠약해 보였다.

그는 오랜 세월 전전긍긍하며 수술을 결정할 수 없었던 이유를 피부 절개에 대한 거부감과 막연한 두려움 때문이라고 했다. 그러다 우연히 내 유튜브 채널인 〈눈밑지킴〉을 구독하기 시작했고, 나를 찾아오게 되었다는 것. 한마디로 피부 절개 안 하는 곳을 찾아서 여기까지 왔다는 얘기였다. 유튜브에 나온 영상을 몇 번이고 돌려봤다고 말하는 그는 이미 반의사였다. 이 정도 열렬한 팬이면 내 진료 철학과 수술 스타일을 이미 모두 파악하고 있다고 봐도 무방했다. 즉 양날의 검이 될 터였다.

피부 절개에 관해 가타부타 하기기란 섣부른 일이었다. 먼저 그의 눈밑을 그리고 주변부의 상태와 구조를 면밀하게 관찰했다. 나는 직관적으로 파악하는 능력이 좋은 편이라 경험에서 우러

이 맛에 의사 한다

난 느낌으로 판단하면 얼추 들어맞는다. 하지만 이 케이스는 수술 난도가 너무 높아 보였다. 그의 눈밑을 바라보면서 쉼 없이 설명하는 동시에 열심히 머리를 굴렸다.

돌출된 지방을 제거하면 피부의 늘어짐과 처짐이 예상되었다. 처짐을 방지하기 위해 중안면 부분에 필러를 채워 볼륨을 주고, 구조상 광대뼈를 서포트해 주면 조금은 개선된 결과가 나올 것 같았다. 그럼에도 여전히 부족한 부분이 보였다. 내 역할은 여기까지일 뿐. 수술 후 늘어났던 피부가 수축하며 탄력을 회복하는 과정은 개개인의 선천적인 부분이 영향을 미친다. 다시 말해 예측 불가능한 부분도 있었다. 가능성을 열어둘 수밖에 없었다.

"피부를 조금 잘라내는 게 나을 수도 있는데요."

긴 침묵 끝에 입을 열었다. "먼저. 먼 길 와주셔서 감사합니다. 저도 웬만하면 피부 절개는 하지 않는 걸 선호하기에 원하시는 대로 비절개 방식으로 해드리고 싶습니다. 다만 지방량이 많고 피부 상태도 좋지 않아 수술 후 늘어짐과 주름이 예상됩니다. 이때는 차라리 피부를 조금 잘라내는 게 나을 수도 있는데요." 내 말을 듣던 그가 고개를 절레절레 저으며 말했다. "원장님, 저는 주름 조금 생겨도 상관없어요. 이 불룩한 것만 없어지면 좋겠습니다." 그의 눈빛에 절개는 절대로 안 된다고 쓰여 있었다.

"다들 수술 전에는 그렇게 말씀하셔도 실제로 수술 후 주름이 생기면 마음이 또 달라지기 마련이거든요. 불룩한 건 없어졌지만, 늘어짐과 주름이 또 다른 스트레스가 되기도 합니다. 그러면 이렇게 하죠. 먼저 수술을 해서 경과를 보고 3개월 정도 수축을 기다려본 후 주름의 모양과 늘어진 양상이 좋지 않으면 피부를 조금만 잘라내는 건 어떨까요?" 이렇게까지 말하면 대개는 내가 하자는 방식에 동의한다. 그러나 그는 고개를 저으며 그래도 안 자를 거라고 다시 한번 강조했다. 그의 말을 존중해 줄 수밖에 없었다. 수술실로 발걸음을 옮겼다.

"예상보다 수술이 잘되었습니다. 결과가 괜찮을 거 같아요." 수면마취에서 깨어난 그에게 기쁜 소식을 전했다. 수술 직후 느낌은 좋았다. 우선 수술 전 시행한 필러만으로도 어느 정도까지 꺼지고 처진 느낌을 개선할 수 있었고, 수술 시 지방 제거량은 많았으나 예상보다 피부가 탄탄해 고무줄 바지처럼 탁 달라붙는 느낌도 있었다. 물론 예상보다 좋다는 것일 뿐. 수술 전 상태가 워낙 좋지 않았기에 경과를 보는 날까지 머릿속 한편에는 결과에 대한 기대와 걱정이 가득했다.

그리고 한 달째 되던 날. 그의 환한 얼굴을 본 순간 마음이 탁 놓였다. 잘 회복해 주어서 눈물이 날 정도로 감사했다. "원장님. 저는 충분히 만족합니다. 제가 집에서는 안경을 쓰고 있는데 가족들이 제게 교수 같다고 합니다."라며 큰 목소리로 너스레를 떠는 그의 표정은 연신 미소를 짓고 있었다. 다음엔 어떤 수술을 하면 더 젊어지겠냐고 묻는 그는 또 한 번의 변화를 꿈꾸고 있었다. 성형수술이 가진 긍정적인 힘이다.

이전에 눈밑지방이 많았을 때, 그는 하루가 멀다 하고 얼마나 많은 부정적인 소리를 들었을까. 피곤해 보인다. 몸 어디 안 좋은 데가 있냐? 어제 잠을 못 잤냐. 무서워 보인다 등등. 나쁜 말을 들으면 하루 종일 기분이 처지고 일이 잘 안 풀리기 마련이다. 반면 성형수술을 통해 얼굴의 네거티브한 부분이 개선되고, 예전의 젊고 빛나던 모습을 되찾게 되면 주변에서 나를 대하는 반응도 바뀐다. 어려 보인다, 얼굴 좋아 보인다, 어떻게 그렇게 젊게 살 수 있는지 비결을 알려 달라 등 좋은 소리가 먼저 나오기 때문에 듣는 당사자 또한 기분이 좋아져 표정도 더욱 밝아질 수밖에 없다. 밝은 표정으로 사람을 대하다 보니 긍정적인 피드백이 돌아온다. 집에서 교수로 불린다는 그의 미소에 화기애애한 가족 모임의 현장이 오버랩되었다.

눈밑지, 나 믿지?

"수술이 잘돼서 정말 다행이네요. 저도 피부 절개 없이 수술했지만, 결과가 이 정도로 잘 나올 줄은 몰랐어요." 물론 디테일하게 살펴보면 완벽한 건 아니다. 세월이 만들어낸 주름이 여전하고, 피부가 늘어나서 약간 처진 부분도 보였다. 주름은 눈밑 수술과 필러로 펴진 부분도 있지만, 새로 생긴 부분도 있었다. 하지만 이조차도 웃는 모습으로 대부분 가려졌다. 웃는 모습만 보면 완벽한 수술이라고 할 수 있을 정도다. 원래 인상을 보존하면서 얼굴에서 어둠을 지우는 데 성공한 것이다.

만약 피부 절개를 했다면 지금의 아름다운 미소보다 더 완벽한 미소를 만들어낼 수 있었을까. 나는 아니라고 생각한다. 주름은 조금 더 없어졌을지 몰라도 피부 절개로 인한 흉터가 어색함을 더할 것이고, 웃을 때 올라오는 자연스러운 천연 애교 라인이 무너졌을 것이다. 무엇보다 피부 절개만은 피하고 싶었던 그의 마음에 평생의 짐을 지웠을지도 모른다.

사람은 위대하고, 피부는 소중해

역시 사람이란 위대하다. 종종 내 예상을 뛰어넘는 좋은 결과가 나올 때마다 감탄을 자아낸다. 그래서 나는 그 희망에 베팅하지 않을 수 없다.

피부는 우리 몸에서 가장 큰 기관이다. 외부로부터 인체를 보호하고 다양한 감각을 인지한다. 체온을 조절하고, 땀과 피지 등을 배출하는 배설기관 역할도 한다. 따라서 심한 화상을 입으면 피부가 가진 조절 기능이 무너져 사망에 이르기도 한다.

피부는 늘어나고 줄어드는 활동에 관해서는 관용성이 굉장하다. 무언가 볼륨이 증가하는 것이 있으면 피부가 늘어났다가, 볼륨이 빠지면 다시 수축한다. 살이 찌고 빠지는 과정, 임신과 출산을 떠올리면 쉽사리 감이 올 것이다. 이 특성을 이용해서 피부 결손에 대한 재건 수술을 하기도 한다. 피부에 대한 재건 수술은 성형외과 영역이라 내 전문 분야이기도 하다.

"피부란 정말 신기합니다." 그의 눈밑을 보며 예전에 경험한 수술들이 떠올라 말을 이었다. "재밌는 얘기 하나 해드릴게요. 유방암으로 유선조직을 제거하면 어떻게 되는지 아세요?" 뜬금없는 얘기에 그가 고개를 갸우뚱한다.

"유선조직이 제거되면 남은 피부가 수축하면서 남자 가슴처럼 편평하게 변해버립니다. 반대로 이 피부를 늘려야 하는 경우가 있습니다. 바로 유방 재건입니다. 유방암 환자의 가슴은 남자처럼 변해버립니다. 그래서 유방 재건을 위해 실리콘 보형물을 넣으려 해도 (피부가 달라붙어 빡빡해진 가슴에) 보형물이 들어갈 공간이 없

눈밑지, 나 믿지?

는 거지요. 이때 풍선처럼 생긴 의료용 실리콘 확장기를 가슴 속에 삽입하고, 일주일에 한 번씩 멸균증류수를 넣어서 부풀려줍니다. 매주 조금씩 증류수를 넣어주면 볼륨이 증가하는 만큼 피부도 함께 늘어나지요. 이렇게 몇 주 동안 공들이면 유방 재건에 사용할 보형물이 들어갈 정도의 공간이 만들어집니다. 그때 실리콘 확장기를 빼고 남은 공간에 유방 보형물을 삽입해서 재건하는 거죠."

들도 보도 못한 신기한 재건 수술 얘기에 그의 눈이 반짝인다. 그제야 무슨 말을 하는지 눈치챘다는 듯이 말한다. "아, 그래서 제 피부도 눈밑지방이 있을 때는 늘어났다가 지방이 빠지면서 수축이 된 거네요?"

"맞습니다. 선생님은 제 예상보다 수축하는 힘이 더 좋아서 지금처럼 멋진 결과가 나왔습니다."

그의 수술 결과를 바라보면서 나는 흡족한 표정을 감출 수 없었다. 내가 최선을 다해 진료한 환자가 더욱 건강해지고 행복해지면 그보다 더 큰 보람이 있을까. 그래! 이 맛에 의사 하지.

10

더 젊어지고 싶어지는 게
유일한 부작용이에요

눈밑지방재배치수술 부작용이 궁금하다고요?

"원장님, 전 수술 부작용이 너무 걱정돼서 여쭤본 건데, 제일 큰 부작용이 다른 데 성형을 또 하고 싶어지는 것이라니요. 지금 농담하시는 거죠?"

그럴 리가. 농담처럼 대답했지만, 실제로 눈밑지방재배치수술의 가장 큰 부작용은 다른 곳을 성형하고 싶어진다는 거다. 내 말이 아니고, 희망 사항이 아니고, 수술한 분들이 실제로 그렇게 말했으니까. 그만큼 수술이 안전하다는 얘기도 되고.

수술 상담 환자의 다수가 가장 궁금해하는 부분은 부작용이다. 당연히 수술로 인해 어떤 문제가 생기지는 않을지 걱정되고 불안할 수밖에 없는 노릇. 눈밑지방재배치수술의 안전성에 관해 말하기 전에 부작용의 정의부터 짚고 넘어갈 필요가 있다.

국어사전에는 '부작용'을 "부수적으로 일어나는 '바람직하지 못한' 일"이라고 정의하는데, 의학에서는 부작용을 'side effect(부작용)'와 'adverse effect(역효과)'로 구분해서 정의한다. 후자는 우리 몸에 해를 끼치는 문제를 뜻하고, 전자는 부수적으로 따라오는 상황을 말한다.

수술 후에 따라오는 몇 가지 것들

에둘러 말하고 싶진 않다. 눈밑지방재배치는 역효과는 거의 없는 대신 부수적인 이득이 많은 수술이다. 따라서 부작용을 걱정하거나 멍이나 부기에 관해 궁금해하는 환자에게 나는 다음과 같이 자세하게 설명해 드리곤 한다.

"눈밑지방재배치를 하면 많은 변화가 생깁니다. 눈이 크고 시원해지고, 코가 높아 보이며, 중안면은 짧고 얼굴은 작아 보이

더 젊어지고 싶어지는 게 유일한 부작용이에요

는 효과를 부르죠. 게다가 인상이 부드러워지고 피곤한 모습이 사라지니 어려 보이게 됩니다. 이를 눈밑지방재배치수술로 인한 변화가 아닌 부작용이라고 부르는 사람은 없을 겁니다.

또 수술 후에는 멍이 들고 부기가 생깁니다. 이 또한 수술로 인해 자연스럽게 따라오는 부수적인 작용입니다. 멍과 부기는 개인마다 차이가 있을 따름이지요. 레이저 수술의 가장 큰 장점은 멍과 부기를 최소화할 수 있다는 겁니다. 통증도 마찬가지고요. 저 역시 똑같은 방식으로 눈밑지방재배치수술을 받았습니다. 당시에 통증을 평가하기 위해 진통제를 먹지 않았는데도 수술 후 통증이 거의 없었습니다.

이 외에도 수술 시 지방 제거가 목표치보다 조금 덜 된 경우에는 여전히 볼록한 부분이 남을 수 있는데, 이는 미적으로 부족한 것일 뿐 부작용은 아닙니다. 또한 수술 후 수년이 흘러 지방이 다시 밀고 나와 불룩한 부분이 생긴다면 눈밑지방이 재발한 것으로 부작용과는 거리가 멉니다. 두 경우 모두 재수술을 통해 더욱 좋은 모습으로 교정할 수 있으니 크게 걱정할 일이 아닙니다.

수술 후 주름이 생기는 것 또한 부작용에 해당하지 않습니다. 오랜 세월 눈밑지방이 점차로 밀고 나와 피부가 늘어나 있는 상태였다가 지방 재배치로 인해 볼륨이 감소하면서 주름이 부각되는 현상입니다. 다이어트에 성공했는데 살이 처진 부분이 생겼다고 다이어트의 부작용이라고 볼 수 없는 것과 같은 이치죠. 주름은 수술 당시 상태와 개인의 피부 탄력에 따른 부수적 문제이기 때문에 부작용으로 볼 수 없다는 것이죠."

이처럼 수술 후 겪는 불편감이나 부족함은 대체로 부수적으로 발생하는 부분(side effect)에 해당하며, 레이저 눈밑지방재배치는 부작용(adverse effect)이 매우 적은 수술이다. 앞에서 언급한 수술 전 부작용에 관해 질문한 환자에게 "제일 큰 부작용은 다른 데 성형을 또 하고 싶어지는 것"이라고 답한 것도 이 때문이다.

한편 하안검 수술은 부작용이 발생할 수 있는 수술법이다. 개인의 피부 탄력 저하, 수술 시 과도한 피부 절개, 수술 후 혈종 발생으로 눈밑이 아래로 뒤집히는 안검외반은 하안검 수술의 대표적인 부작용(adverse effect)이라 할 수 있다. 수술에 따른 기대 효과가 아니라 위해를 끼치기 때문이다. 안검외반이 발생하면 결막이 노출되면서 미용상 무서워 보이는 인상으로 변하는 게 큰 문제이며, 눈밑이 뒤집히면서 안구의 자극이 늘어 눈이 건조해지고 통증이 발생하기도 한다. 결국 내가 피부 절개 수술을 최소화하려는 이유는 곧 부작용을 줄이기 위한 노력과도 일맥상통한다.

레이저 눈밑지방재배치수술은 겉으로 흉터가 보이지 않을 뿐, 결막을 절개해서 내부의 지방을 자르고 재배치하고 제거하는

더 젊어지고 싶어지는 게 유일한 부작용이에요

엄연한 수술이다. 겉모습이 멀쩡해 보여서 안심하는 경우가 많은데, 병원이 안내하는 최소한의 주의 사항을 지켜야 안전하고 무리 없이 회복된다.

수술 환자가 느끼는 가장 흔한 불편감은 멍이다. 멍은 수술을 했으므로 무조건 발생한다. 다만 흔히 알고 있는 시퍼런 멍은 일반적으로 잘 생기지 않으며, 대부분 약간 노란 멍이 퍼지다가 옅어지고 사라지는 정도로 회복한다. 또 아무리 지혈을 잘했더라도 수술 후 출혈이 있는 경우가 드물게 발생한다. 수술 후에는 출혈을 방지하기 위해 혈압이 올라가는 상황은 피해야 한다.

과도한 내조는 출혈을 부르고

출혈과 관련하여 가장 기억에 남는 것은 50대 후반 여성의 케이스다. 수술이 깔끔하게 잘됐고 출혈도 거의 없어서 결과가 좋을 거라 기대했는데, 수술 다음 날 양쪽 눈에 시퍼런 멍이 크게 들어섰다. 수술 후 이렇게 멍이 드는 경우는 드물기에 특별히 애프터 케어에 신경을 써드렸다. 멍 때문에 속상해하는 모습을 보니 나도 죄송한 마음이었다. 그렇게 며칠이 흐르고 멍이 많이 줄어들어 마음이 편안해지니 그제야 환자는 수술한 날 새벽에 벌어진 일에 관해 운을 떼었다.

눈밑지, 나 밑지?

"사실은 그날 한숨도 못 잤어요."

이유인즉슨 바로 남편 때문이었다. 각종 회식에 시달리는 직장 탓에 그날도 새벽 3시에 만취해서 들어온 남편. 그녀는 남편이 이렇게 술이 곤죽이 되어 들어올 때마다 남편 종아리를 열심히 주무르며 피로를 풀어줬다고 하는데, 문제는 하필 그날이 수술 직후였던 것.

눈밑지방재배치수술을 받았어도 겉보기에는 크게 표시가 나지 않으니 수술한 사실을 망각하거나, 이 정도는 괜찮겠지 하며 병원에서 알려준 주의 사항을 소홀히 하는 경우가 종종 있다. 그녀는 종아리 마사지도 늘 해오던 것이고 크게 지장이 없을 거라 생각하여 몇 시간 동안 남편의 지친 다리를 열심히 주물렀다고 한다. 그때 상황을 재현해 달라고 부탁하니 고개를 숙이고 양손에 체중을 실어 리드미컬하게 움직이는 모습이 태국마사지숍에서나 볼 법한 자세였다. 바로 그때, 얼굴에 피가 쏠리고 혈압이 올라가면서 지혈된 혈관이 터져 출혈이 생긴 것이다. 그렇게 양쪽 눈이 균일하게 멍들어 판다가 돼버린 그녀. (환자에겐 미안하지만, 이보다 적확한 표현은 떠오르지 않는다.)

출혈이 있으면 멍이 드는 것으로 그치지 않는다. 혈종은 결국 몸으로 흡수되어 사라지지만, 낫는 과정에서 섬유화가 되기 때

더 젊어지고 싶어지는 게 유일한 부작용이에요

문에 딱딱한 느낌이 완전히 풀어지기까지 시간이 소요된다. 1~2 주면 예쁜 눈밑 모양이 나와야 하는 시기인데, 약간 딱딱하게 뭉친 부분이 눈에 거슬릴 수도 있다. 다만 출혈이 심한 경우라도 1개월 정도면 대부분 삭아서 정상적인 모습으로 돌아오니 너무 걱정할 일은 아니다. 자칫 주의를 기울이지 못해 한 달을 고생하는 일도 생기니 적어도 수술한 다음 하루 이틀은 병원에서 안내한 사항을 세심하게 따라야 한다.

가족도 놀라고, 조상님도 놀랐으나

다른 케이스는 한 며느리가 겪은 일이다. 이분 또한 멍이 조금 보여 물어보니 수술 직후에 제사가 있었다고 한다. 제사를 앞두고 수술한 게 눈치가 보여 친지들에게 말할 수 없었던 것. (멍과 부기를 최소화하기 위해 부단히 노력한 결과, 수술 직후에 이 같은 가족 행사에 참여하는 분도 있다.) 제사를 지내고 절을 할 타이밍에 도저히 빠질 명분을 찾지 못해 예를 갖추어 인사를 드리고 일어서는데 눈에서 피눈물이 흐르기 시작했다고 한다. 다들 몹시 놀랐기에 수술한 사실을 커밍아웃할 수밖에 없었다고. 다행히 병원에서 알려준 대로 즉시 출혈 부위를 눌러서 지혈한 결과 피는 더 나지 않았다지만, 속으로는 계속 피눈물을 흘렸을지도 모른다.

눈밑지, 나 믿지?

이 며느리는 겉으로만 약간 부어 보일 뿐 멀쩡한 것이 오히려 독이 된 케이스. 만약에 하안검 수술이었다면 절개한 부위에 봉합한 흔적도 보이고 멍이나 부기도 훨씬 심하기에 애초에 제사에 가지 않았을 것이다. 이 외에도 수술한 다음 화장실에서 볼일을 본 후, 무거운 짐을 들었을 때, 설거지하려고 계속 머리를 숙이는 자세를 취할 때 등등 대부분 혈압이 올라가는 상황에서 출혈이 일어나게 된다.

이때 대부분 출혈은 정맥에서 발생한다. 눈밑지방재배치를 하는 범위에는 큰 동맥이 적어서 동맥이 터질 일은 거의 없기 때문이다. 정맥의 경우 출혈이 나면 거즈를 대고 지긋이 압박만 해도 대부분 문제없이 지혈된다. 회복 기간이 조금 길어질 뿐 결과에 큰 영향을 미치지도 않는다. 하지만 동맥에서 출혈이 있을 경우는 다르다. 수술한 부위가 굉장히 빠르게 부어오르고 시야가 흐려진다. 이럴 때는 반드시 수술적으로 지혈을 해줘야 해결이 된다.

지나친 걱정보다 좋은 상상을

내가 수술한 4천여 건의 케이스 중 단 두 건에서 수술 후 동맥 출혈이 발생하였다. 확률로 보면 0.05%로 매우 낮기에 출혈 걱정으로 수술을 포기할 필요는 없다. 하지만 환자로서는 단 하

더 젊어지고 싶어지는 게 유일한 부작용이에요

나의 케이스라도 거기에 자신이 해당한다면 100%가 되는 것이기에 이러한 응급상황은 빠르게 해결해야 한다. 나는 한 번 응급상황을 겪은 이후 이에 즉시 대응할 수 있는 응급 콜 시스템을 구축하였다. 다행히 앞서 말한 두 케이스의 동맥 출혈은 모두 낮에 발생하였고, 즉시 대응하여 약간의 멍과 부기만 생겼을 뿐 정상으로 회복되었다.

한편 아스피린과 오메가3처럼 피를 묽게 만드는 종류의 약이나 보충제도 멍을 많이 들게 하는 원인이 된다. 레이저 눈밑지방 재배치는 출혈 자체가 적기 때문에 몸을 위해(심근경색 및 뇌경색 이력 등) 끊을 수 없는 복약이라면 유지해도 수술은 가능하다. 다만 멍은 조금 더 많이 드는 편이며, 수술 후 관리에 더욱 주의를 기울여야 한다.

선천적으로 지혈 인자가 부족해서 문제가 되는 일도 있다. 평소에 멍이 남들보다 잘 드는 것은 알았지만 지혈 기능에 문제가 있다는 것은 몰랐던 분을 수술한 적이 있는데, 수술 중에도 지혈이 잘 안됐을뿐더러 꼼꼼하게 지혈했음에도 꽤 많은 멍이 들었다. 물론 멍이 많아 회복 기간이 길어졌을 뿐, 수술 결과에 큰 영향을 미치지는 않았다. 본인이 가진 병적인 문제를 수술 전 의료진에게 미리 알려주면 수술은 물론이고 사후 관리에 많은 도움을 받을 수 있다.

예뻐지고 젊어지는 것보다 중요한 건 부작용(adverse effect) 발생을 최소화하는 일이다. 통계와 결과가 말해주듯이 수술로 인한 문제는 없었고, 앞으로도 그러리라 믿는다. 오늘도 좋은 결과에 기뻐할 환자의 모습을 그리면서, 매 순간 진심 어린 마음으로 수술에 임하고 있다.

'프로는 상상하는 대로 되고, 아마추어는 걱정하는 대로 된다.'

더 젊어지고 싶어지는 게 유일한 부작용이에요

11

주말마다 사진을 배우러 다닌 까닭

성형외과 의사에게 미적 감각이 중요한 이유

나는 성형외과 전문의인데도 수련 과정 중에 미용에 관해서는 거의 배우지 못하였다. 수련 병원으로 지정되어 있는 병원 대부분은 외상 및 재건에 대한 진료가 주된 업무이기에 성형외과 하면 떠오르는 미용수술의 비중은 매우 적은 편이다.

현재 한국은 미용 병원이 우후죽순처럼 생겨 경쟁을 거듭하는 가운데, 이를 업으로 하는 의사의 숫자 또한 빠르게 증가하고 있다. 하지만 성형외과 전문의조차 미적인 부분, 즉 미용에 관한 심층 교육을 (수련 과정에서) 받기 어려운 실정이다. 하물며 다른 과 전문의 또는 수련을 받지 않은 일반의가 미용에 관한 일관되고 체계적인 가르침을 받기 어렵다는 건 자명한 사실이다.

미용성형의 길로 뛰어든 의사들이 이를 가장 쉽고 간편히 배우는 방법은 몸담은 병원의 선배 의사가 하는 시술을 그대로 따라 하며 체득하는 것이다. 의료는 어깨너머로 배우는 도제식 교육이 흔하다. 미용성형에서도 보톡스나 피부레이저, 리프팅고주파 같은 시술은 어느 정도의 용량과 에너지가 정해져 있기에 도제식 교육만으로도 충분히 실력을 향상할 수 있다. 하지만 필러같이 모양을 만들고 다듬어 완성하는 시술은 의사 개인마다 미적 취향과 관점이 다르기에 선배 의사의 기술을 그대로 따라 하는 것이 반드시 정답은 아니다. 선배 의사의 미적 감각이 뛰어난 경우라면 몰라도, 만약 그렇지 않다면? 설사 선배가 뛰어나더라도 수련의의 미적 소양이 부족하다면?

만약 실력 향상에 욕심이 있다면 다양한 미용 관련 학회에서 배우는 방법도 있는데, 수업만으로는 역부족이며 실제 임상에 적용하기까지 많은 시행착오와 의사 개인의 노력이 요구된다. 다만 경험이 많지 않은 상태에서 수많은 강의 중 옥석을 골라내기란 쉬운 일이 아니라는 게 문제다.

'미적(美的)'이라는 것. 말이나 글로 표현하기 힘든 직관적인

주말마다 사진을 배우러 다닌 까닭

부분이다. 때문에, 부단한 노력과 재능이 필요하다. 나 역시 이러한 미용의학 교육의 문제를 개선하기 위해 '한국애브비사'에서 주관하는 'AMI(Allergan Medical Institute)'의 '패컬티 멤버(의사를 교육하는 의사)'로 강의와 필러 시술 라이브 시연을 펼치며 올바르고 실질적인 교육을 위해 힘을 쏟고 있다.

미용성형은 크게 테크니컬 파트, 선형적 작도 파트, 예술적 파트로 분류할 수 있다.

테크니컬 파트는 이마거상, 안면거상과 같은 거상 수술, 그리고 각종 레이저 시술을 말한다. 거상 수술은 안면의 중요한 신경과 구조물을 손상 없이 정확하게 박리하고, 늘어진 피부를 당겨 고정하는 것이다. 이런 부류의 수술은 경험이 거듭될수록 더욱 빠르고 정교하게 실력이 늘기 마련이다. 레이저 시술 또한 피부 상태를 분석하는 능력과 기술적인 부분을 연마해 나가야 한다.

선형적 작도 파트 즉 작도적인 수술은 쌍꺼풀, 코 수술, 안면윤곽수술과 같은 수술이다. 이런 수술은 정확한 작도가 필요하여 사전 계획이 매우 중요하다. 1~2mm의 미세함이 결정적 차이를 만들 수 있어 컴퓨터 그래픽이나 3D 프린팅 기술을 접목하기도 한다. 개인 맞춤형 코 보형물이나 3D프린트로 제작한 안면 고정용 플레이트가 대표적이다. 의사의 통찰력과 분석 능력이 수술

눈밑지, 나 밑지?

결과에 영향을 미친다.

모든 미용수술은 미적 감각이 중요하고, 특히 미적 감각은 최종 단계에서 결정적인 역할을 한다. 나는 그중에서도 고도의 미적 감각이 필요한 수술 및 시술을 예술적 파트라고 부른다. 미술로 치면 조소, 조각 같은 부분으로 예컨대 지방이식, 지방흡입, 필러 시술과 같이 3차원적으로 빚어내는 수술이나 시술을 말한다. 수술하는 의사는 공간지각능력이 뛰어나야 하며, 덧붙여 예술적 재능과 상상력이 요구된다. 당연히 의사 개인의 미적 감각에 따라 결과가 크게 좌우되는 파트이다.

눈밑지방재배치는 대표적인 예술적 파트로 분류할 수 있다. 눈밑지방은 아주 부드럽고 흐늘거리는 조직이라 암세포를 도려내듯 단순히 지방을 제거만 해서는 안 되고, 적절히 재배치하여 모양을 잡아줘야 한다. 이 수술이 어려운 이유는 결과를 좌지우지하는 변수가 너무 많기 때문이다. 개인마다 눈과 주변 뼈/조직의 구조가 다르고, 피부 탄성이 다르며, 지방의 양과 단단함도 모두 다르기에 의사의 직관적 판단이 매우 중요하다. 나는 수술할 때 항상 예쁜 조각을 다듬는 마음으로 예술적 혼을 불어넣는다.

살펴보았듯이 미용성형은 미적 감각이 부족해도 경험에 따라 실력이 향상되어 좋은 결과를 낼 수 있는 분야가 있는가 하면,

예술적인 감각이 절대적으로 필요한 분야도 있다. 예술과 성형은 흡사하다. 붓을 쥐여주면 누구나 그림을 그릴 수 있으나 모두가 예쁜 그림을 그릴 수 있는 건 아니다. 결과를 내는 것은 붓을 잡고 캔버스에 획을 긋는 화가의 예술 재능과 미적 감각에 달렸다. 의사도 마찬가지다.

내 SNS에는 병원의 일상보다 내가 찍은 아름다운 풍경 사진과 음악 활동에 전념하는 모습 등 예술 친화적인 면모가 더 많이 담겨있다. 얼마 전 눈밑지방재배치수술을 하러 오신 분은 "원장님 예술적 감각이 좋다고 느껴져서, 적어도 이 병원을 선택하면 실패는 없을 거 같다는 느낌이 들었다."라고 했다. 쑥스러운 미소로 고마움을 표시했으나, 속으론 뿌듯하고 기뻐서 어쩔 줄 몰랐다.

사진 찍는 것을 좋아해 20대 시절부터 한 해도 카메라를 손에서 놓은 적이 없다. 초반에는 인물 위주로 촬영했는데, 내가 촬영한 사진의 피사체에는 특별함이 깃들어 있다는 평가도 받았다. 취미로 하던 사진을 조금 더 발전시키고 싶은 욕심에 3년 전부터는 주말마다 사진 수업을 들었고, 세 차례나 내 작품을 전시회에 걸었다.

내 작품의 큰 주제는 성형외과 의사의 눈으로 바라본 세상이다. 내가 매일같이 마주하는 피부의 결을 자연에서 찾기 시작한 것. 거친 피부, 부드러운 피부, 아기 피부, 노인의 주름, 피부에 난 비립종, 편평사마귀 등 인간의 피부가 가진 결을 바다와 땅에서 만났고, 자연을 관찰하면서 새로운 시각과 심미안을 얻을 수 있었다.

또한, 수술하면서 볼 수 있는 내부의 신경, 근육의 모양, 지방 등 인체 구성 요소와 자연 사이의 유사성을 발견하고는 이를 생명력으로 표현하였다. 가령 아주 단단한 바위를 뚫고 나온 특별한 나무를 바라보면 이마거상 수술 중 만나는 신경줄기가 머릿속에 떠오른다. 단단한 뼈를 뚫고 나와 피부로 이어지는 굵은 줄기와 가지들이 가지는 생명의 신비와 위대함이 이 나무에 고스란히 담겨있었다.

사진 촬영을 오랫동안 해온 결과, 수직 수평, 좌우대칭 및 황금비율을 (마치 숨 쉬는 것처럼 자연스럽게) 무의식중에도 맞출 수 있게 된 건 큰 수확이다. 한 장의 사진을 얻기 위해 한 장소에서 몇 시간이고 몰두하며 바라보고 고뇌하며 셔터를 누른다. 무한한 아름다움을 찾고 포착하여 내재화하려는, 그리하여 미적 감각을 최고치로 올리려는 나만의 훈련법이다.

시술에 앞서 환자의 얼굴을 관찰하고, 미적으로 완성되지 못한 부분을 찾아내어 필요한 시술을 브리핑해 주곤 한다. 이때 극적인 효과를 더하기 위해 10초 내로 굉장히 빠르게 얼굴을 스캔

하고, 개인이 가진 비율의 특성과 대칭성을 고려하여 가장 필요한 시술을 세 개 이내로 짚어준다. 이 퍼포먼스에 대한 반응은 매우 좋다. 환자들은 평소에 고민해 온 사안을 먼저 끄집어내어 주니 신기하다며, (병원을 많이 다녀봤지만) 이런 관점에서 말해주는 의사는 처음이라고 엄지를 추켜세운다.

섬세하고 남다른 안목을 가졌다며 남들이 감탄하는 나의 시선은 20년 이상 사람과 자연을 바라본 애정 어린 마음의 결과일 터. 수십 년간 길러 온 직관적 능력 위에 의료 테크닉을 얹는 것은 내겐 쉬운 일이었다. 그러니 나의 성형외과 의사로서의 경력은 필름 카메라를 손에 쥐고 여행을 떠나던 스무 살에 이미 시작된 셈이었다.

12

당신이 눈밑지방에 관해 알고 싶은 것들

    미용 의료 분야의 최신 트렌드는 고도의 전문화와 세분화이다. 병원이 늘어나면서 경쟁이 치열해지다 보니 한 분야의 전문가 혹은 최고를 내세운 마케팅이 성행한다. 입술 성형만 전문으로 하는 곳이 있는가 하면 이중턱(지방)에 포커스를 맞추어 진료하는 병원도 생겨났다. 눈 성형과 코 성형처럼 성형이라고 하면 머릿속에 떠오르는 전통 분야에서도 전문화와 세분화가 진행 중이다.

    나는 눈밑지방재배치를 주된 진료 분야로 삼아 연간 1천 건 이상의 수술을 시행하고 있다. 물리학자 닐스 보어는 "전문가란 '아주 좁은 범위에서 발생할 수 있는 모든 오류를 경험한' 사람"이라고 했는데, 그의 말대로 지금껏 시행한 4천 건 이상의 수술을 통해 거의 모든 경우의 수를 다 경험해 보았다고 해도 과언이 아닐 터. 나 또한 이 분야의 전문가라 불릴 자격이 충분하다고 자부한다.

벼는 익을수록 고개를 숙인다는 말은 의료계에서도 마찬가지다. 수술 전 상담에서 나는 성공 사례를 과시하기보다 쉽지 않은 케이스, 즉 수술적 한계에 관한 설명에 치중하는 편이다. 어떤 분야든 누구든 초짜일 때는 결과를 포장하는 데 열심이지만, 실력이 늘고 이루려는 목표가 높고 분명할수록 기본과 디테일에 더욱 집중하기 마련이다. 즉 모든 발생 가능한 변화를 명확하게 예측하여 결과를 제시한 뒤 최종 판단을 환자에게 맡긴다.

눈밑지방의 해부학

눈밑지방은 왜 있는 것일까? 큰 사기그릇에 유리 전구를 담아 캐리어에 넣고 여행을 떠난다고 생각해 보자. 유리 전구가 깨지지 않기 위해서는 우선 그릇과 전구 사이 여분 공간에 보호용 스티로폼 충전재를 가득 채우고, 충전재가 쏟아지지 않게 보자기로 한 번 더 감쌀 것이다. 어쩌면 보자기와 캐리어 사이에 또 다른 충전재를 넣을지도 모른다. 하물며 안구 아닌가. 안구는 외부 충

격으로부터 보호받아야 하는 가장 중요한 구조물이기에 우리 몸에서 가장 좋은 충전재인 지방으로 둘러싸여 있는 것이다.

눈밑지방을 전문 분야로 선택한 내게 눈밑지방의 해부학적 구조는 매일 다니는 출퇴근길처럼 눈에 훤하다. 흔히들 설명하기로 안쪽, 중간, 바깥쪽 세 범위로 나뉘어져 있다고 한다. 혹자는 눈밑지방을 마치 물주머니 세 개로 구성된 간단한 구조로 생각하는데, 실제 임상에서 겪는 눈밑지방의 해부는 훨씬 더 복잡하다. 세 개의 큰 물주머니 속에는 각각의 작은 물주머니가 여러 개 들어있어서 큰 물주머니를 풀어헤치면 작은 주머니들이 쏟아져 나오는 구조이다. 안쪽과 바깥 지방이 서로 독립된 공간에 있는 것이 아니고, 양반다리 교차하듯이 서로의 영역을 침범하기도 한다. 주머니 속에 들어있는 지방의 크기와 단단함, 기름의 함유 정도는 사람마다 매우 다르다. 이 같은 특성에 따라 눈밑지방의 돌출 정도 및 양상이 사람마다 다름은 물론이다. 그러니까 지방이 가진 특성을 고려하면서 적절히 제거하고 재배치하는 것이 눈밑지방재배치수술이다.

눈밑지방의 세 개의 큰 주머니도 사람마다 먼저 돌출되는 순서와 양이 다르기에 안쪽 주머니가 큰 사람은 코 주변으로 지방이 불룩하게 올라오다 보니 수술 후 코가 높아 보이는 효과를 얻을 수 있다. 안쪽 지방이 많은 경우 (특히 웃을 때) 근육 수축 때문에 돌출되는 정도가 심한 사람이 많다.

중간 주머니는 노화로 인해 돌출되는 부분이라 일반적인 눈밑지방을 생각하면 될 것이다. 다크서클과 눈밑 꺼짐의 주된 원인이라 할 수 있다.

바깥 주머니의 지방이 많은 케이스에선 인상이 사납게 보이기 십상이다. 양쪽 눈꼬리 쪽이 불룩하게 튀어나와 개구리 같다는 소리를 듣는 사람도 있는가 하면, 손녀에게 무서워 보인다는 얘기를 듣고 수술하러 오는 할아버지도 있을 정도다.

눈밑지방과 관련한 첫 수술에서 안쪽과 바깥쪽 지방이 충분히 제거되지 못하면, 재발로 인해 양쪽으로의 돌출이 더욱 심해지고, 다른 사람들이 봤을 때 비정상적인 눈매로 보일 때가 많다. 이때는 재수술을 통해 이전에 제거하지 못한 깊은 안쪽/바깥쪽 지방을 적절히 제거하고 재배치해 주어야 한다.

눈밑지방의 돌출 요인

안구를 보호하는 충전재인 눈밑지방은 노화가 진행됨에 따라 점차로 불룩하게 튀어나와 나이 들고 피곤한 인상을 만든다. 나이가 들면서 눈밑지방 돌출이 점점 심해지는 원인은 무엇일까.

1) 노화에 따른 조직의 변화

피부는 노화에 따라 얇아지고 탄력이 감소한다. 이전까지 안구 주변에 꽉꽉 채워진 지방을 단단히 잡아 주던 피부와 안와 격막이 느슨해지고 근육이 얇아지면서 뱃살이 나오듯 눈밑지방도 앞으로 돌출한다. 동시에 소위 젖살이라고 불리던 앞 광대의 통통했던 볼륨은 나이가 들면서 점차로 위축되고 중력에 의해 아래로 처지면서 눈밑 꺼짐 현상도 함께 발생한다. 눈밑지방 주변을 감싸주던 볼륨이 감소하는 대신 불룩함은 더욱 도드라지는 것이다.

2) 안와 및 골격 변화

나이가 들면 지방이 감소하고 피부가 처진다는 사실은 누구나 알고 있지만, 의외로 뼈도 줄어드는 것은 많은 사람이 모른다. 안구가 들어있는 동그란 구멍을 안와라고 하는데, 노화가 진행되면서 이 공간도 점점 넓어지고 눈 주변이 꺼지게 된다. 동시에 안와 주변 뼈의 볼륨도 점점 줄어들어 눈밑지방 돌출이 심화한다. 이처럼 노화는 뼈와 지방의 감소를 촉발한다. 따라서 눈밑지방재배치수술 시 지방 또는 필러 등으로 감소한 볼륨을 채워주어야 더욱 완성도 높은 수술이 될 수 있다.

당신이 눈밑지방에 관해 알고 싶은 것들

3) 유전적 요인

자식은 부모의 거울이라 했던가. 눈밑지방도 대부분 유전적 소인이 크다. 따라서 자식도 부모님과 닮은 방향으로 노화가 진행된다. 실제로 모녀간에 손을 잡고 수술 상담을 하러 내원하면, 딸의 눈밑 변화는 어머니를 배경 삼아 예측하여 설명해 줄 수 있을 정도다. 어머니의 지방량이 많아 불룩함이 심한 경우, 딸 역시 어린 나이임에도(선천적으로 물려받은 눈밑지방으로 인해) 다크서클과 눈밑의 돌출이 관찰된다.

눈밑지방의 양은 선천적으로 타고난 부분이다. 눈밑지방 양 자체가 적은 집안은 가족 모두가 동안으로 보이며, 눈밑지방 양이 많은 가족은 유치원생 아들 눈에서도 확연한 눈밑지방 돌출을 확인할 수 있다. 선천적으로 지방을 많이 가지고 태어난 경우에는 노화에 따른 피부, 지방 및 골격 변화에 훨씬 더 큰 영향을 받기 때문에 조기에(20대) 수술을 해주는 것이 최고의 예방이다.

4) 생활습관 및 환경적 요인

노화에 의한 눈밑지방 악화는 막을 수는 없지만, 잘못된 생활습관으로 인한 악화는 얼마든지 교정할 수 있다. 다음 사항을 꼭 기억하고 주의하기를 바란다.

먼저, 눈밑지방을 악화시키는 가장 큰 요인은 눈 비비기이

눈밑지, 나 밑지?

다. 특히 알레르기 비염에 의한 가려움이 눈밑을 비비는 습관을 만드는데, 이로 인해 피부 탄력이 손상되고 착색이 심해진다. 주변에서 저승사자 같다는 말을 들을 정도로 심한 환자도 보았다. 이미 착색이 진행되고 주름이 형성되었다면 원상 복귀가 매우 어렵고, 탄력이 감소하면서 눈밑지방의 돌출도 빠르게 진행된다.

또한, 눈 화장 후 화장솜으로 눈 주변을 세게 닦는 행위나 눈밑을 손으로 당기며 스트레칭하는 행위 등도 좋지 않다. 흡연과 음주 및 수면 부족은 콜라겐 감소에 영향을 미치고 혈액순환의 저하를 유발하므로 눈밑 건강에 좋지 않은 건 자명한 일이다.

눈밑지방이 인상에 미치는 영향은 지대하다. 피곤해 보이고 나이 들어 보이는 인상은 기본이다. 어떨 때는 사나워 보이고, 또 어떨 때는 아픈 사람처럼 보이기까지 한다. 적절한 시기에 이뤄지는 수술은 인상을 밝게 하고 더욱 젊고 건강해 보이도록 만들어 준다. 요컨대 눈밑지방재배치수술은 사람들과 함께 어우러져 살아가는 현대 사회에서 치료의 개념을 포함한 가장 중요한 성형수술이다.

당신이 눈밑지방에 관해 알고 싶은 것들

13

노멀하지 않은 뉴노멀 시대

　최근 '안면과다주입증후군(FOS, facial overfilled syndrome)'
이라는 말이 여러 저널에서 화두로 등장하고 있다. 안면과다주입
증후군이란(이하 FOS) 얼굴 여러 부위에 과다한 양의 물질이 들어
갈 때 발생하는 문제를 말한다. 대표적으로 돌고래 이마, 아바타
코, 반달눈, 마녀 턱, 빵빵한 얼굴 등이 있다. FOS가 논문에 등장
한 것은 그리 오래되지 않았지만, 우리나라에서는 이미 20년 전부
터 이런 신드롬을 가리키는 말이 만들어져 상대를 희화화하는 용
어로 자리 잡았다. 속칭 '강남 언니', '성괴(성형괴물)'란 말에서 즉
각 떠오르는 이미지를 생각하면 된다.

눈밑지, 나 믿지?

나이가 들수록 젖살로 탱탱하던 얼굴에 볼륨이 감소하고 처짐이 나타나며, 뼈가 삭아서 젊고 예쁜 라인이 무너지는 것은 자연스러운 현상이다. 영원히 젊음을 유지하고 싶은 마음은 동서고금을 막론하고 공통된 소망일 터. 인간의 염원에 화답이라도 하듯, 잃어버린 얼굴의 볼륨을 채우는 물질은 아주 오래전부터 존재하였다.

얼굴을 채우는 물질

1) 파라핀

진료를 하다 보면 뜻밖의 높은 비율로 파라핀 시술을 한 사람을 만난다. 미용 의료 기술이 대중화되지 못하고 불법과 합법의 경계가 불분명했던 80~90년대, 주로 미용실에서 비의료인에 의한 시술이 성행하였다. 이 시기에도 소위 금손은 있었겠지만, 매우 높은 비율로 FOS를 만날 수 있는 것 또한 엄연한 사실이다. 과다한 주입으로 인해 넓고 퍼진 모양의 아바타 코가 흔하며, 과도하게 튀어나온 오리 입술도 있다. 파라핀 시술은 반영구적으로 지속되는 특징을 가지고 있는데 염증과 감염 같은 문제가 발생할 경우, 수술적 치료를 해야 하며 깨끗이 제거되기란 매우 어렵다.

2) 지방

1990년대를 거쳐 2000년대에 접어들면 지방이식이 크게 인기를 끈다. '강남미인도'와 '성괴'라는 단어가 등장한 시기도 이즈음이다. 지방이식의 최대 장점은 내 몸의 일부라는 것. 뱃살과 허벅지처럼 지방이 과다한 부분에서 추출한 지방을 볼륨이 부족한 얼굴 부분으로 옮기는 수술이기 때문이다. 또 지방에 줄기세포가 함유됐기 때문에 수술 후 피부가 좋아지는 부가적인 효과도 누릴 수 있다. 게다가 지속력도 좋다. 하지만 이식된 지방은 결국 내 몸 어딘가에 있던 지방이기 때문에 살이 찔 때 같이 찌고 빠질 때 같이 빠진다.

대부분 나이가 들면서 기초대사량이 감소한다. 이때 지방이 쉽게 늘어나기 마련이다. 10~20년 전 지방이식을 한 분들이 나이가 듦에 따라 볼살이 과다해지고 팔자 주름과 심술보가 악화하는 것은 어쩌면 당연한 수순이다. 이런 경우, 예전에 이식한 지방을 모두 제거할 수 없다는 것이 지방이식의 큰 단점 중 하나이다. 특히 눈밑지방재배치 또는 하안검 수술 시 볼륨이 감소한 부분을 채우기 위해 지방이식을 한 경우 과다하게 생착되어 눈밑이 불룩한 모습을 종종 접한다.

3) 자가 콜라겐 유도물질

자가 콜라겐 유도물질은 최근 각광받는 물질 중 하나이다. 지방이나 필러처럼 볼륨을 형성하는 물질을 넣는 것이 아니라 내 몸이 스스로 콜라겐을 만들어낼 수 있도록 유도하는 물질을 넣어주는 것이다. 이 시술은 자연스러운 볼륨이 형성된다는 장점이 있지만, 내 몸에서 콜라겐을 얼마나 만들어낼지 모르기 때문에 세밀함이 떨어지고, 과도한 볼륨의 콜라겐이 형성됐을 때 제거하기 어렵다는 단점이 있다.

4) 히알루론산 필러

필러에는 여러 종류가 있다. 여기선 가장 대중적인 히알루론산 필러에 관해 언급하겠다. 요즘 많은 논문에서 다루는 FOS와 관련된 원인 물질 대부분은 바로 필러이다. 필러는 전통적 강자인 지방이식이 가진 단점, 즉 시술의 번거로움을 없애준 물질이다. 필러의 등장은 이식할 지방을 추출하는 시간과 노력, 그리고 환자의 고통 없이도 시술이 가능하다는 점에서 당시로서는(대략 15년 전 즈음) 가히 혁신적인 사건이었다. 이뿐 아니라 과도하게 이식된 지방은 제거가 어려운 데 반해 필러는 시술이 과하거나 잘못되었을 때도 주입한 필러를 녹이는 주사로 거의 원상 복귀가 가능하다. 필러 시장의 확대로 대중화를 이룬 결과 가격경쟁력까지 갖추었다. 정확하고 섬세한 시술이 이루어졌다는 전제하에 필러는 현존하는 최고의 물질이라고 생각한다.

그럼에도 많은 논문에서는 안면과다주입증후군의 주범으로 필러를 꼽고 있다. 많은 필러 제조사에서 필러의 지속력을 1~2년으로 안내하는 것과 달리 실제 임상에서는 훨씬 오랜 세월 지속되는 것을 목도하는 중이다. 예전에 필러 시술을 한 사람들의 히스토리를 토대로 역추산해 보면 눈밑은 8~10년 이상 유지되는 것으로 추정될 정도다. 실제로 10년 전에 필러를 딱 한 번 시술했다는 환자의 눈밑을 촉진한 결과 여전히 동그랗게 뭉쳐진 물질이 감지되었다.

필러 시술은 처음에는 1~2cc 정도의 소량으로 시작하지만, 환자 측에서 금세 필러가 꺼졌다고 생각해 또다시 반복 시술을 요청하게 된다. 이 경우, 실제로 필러가 꺼지고 사라졌다기보다는 필러가 이동하거나, 환자가 현재 모습에 익숙해진 것이 더 큰 원인으로 꼽힌다.

팔자주름을 개선하기 위해 코 옆 부분과 팔자주름 사이 함몰된 부위에 필러를 넣는다고 가정해 보자. 초기에는 함몰된 삼각존이 차올라서 팔자주름이 일시적으로 개선되지만, 웃고 운동하고 생활하는 동안 필러가 팔자주름 위쪽으로 이동하면서 다시 원래대로 돌아가게 된다. 동시에 필러는 팔자주름 바깥으로 이동하기에 오히려 함몰된 느낌을 더욱 강화한다. 이렇게 되면 환자는 주입한 필러가 모두 사라진 것이 원인이라고 생각해 또다시 병원을 찾는 악순환이 시작된다.

이처럼 계속 주입된 필러는 얼굴을 점점 붓고 커 보이게 만드는데, 즉 똑같은 부위에 필러를 넣는 반복 시술은 입 주위를 더욱 불룩하게 만들면서 소위 원숭이 상으로 바꾸어놓기에 이른다. 이쯤 되면 웃는 근육을 필러가 압박하고 있어 스마일 라인조차 어색해진다. 실제로 일부 연예인에게서 발견되는 현상이다.

남들 눈에는 아바타 코와 원숭이 상에 강남 언니 같은 어색한 인상이지만, 정작 본인은 반복 시술로 인한 점진적 얼굴 변화에 적응한 탓에 이상한 점을 느끼지 못한다. 진료할 때 과한 부분을 지적하면 아주 오래전에 넣은 필러라고 말하면서 아직도 남아있다는 사실에 한 번 놀라고, 본인의 얼굴이 남에게 이상하게 보인다는 사실을 깨닫고는 다시 한번 놀란다.

해외여행이나 유학을 가보았다면 다른 나라 사람들의 헤어스타일과 패션이 굉장히 어색하다고 느낀 적이 있을 것이다. 인간은 더불어 사는 동물이기에 다른 사람과 동일시하려는 본능이 있다. 필러 시술이라고 예외는 아니다. 얼굴이 빵빵해지는 시술의 비율이 증가함에 따라 빵빵한 얼굴이 '뉴노멀(New Normal)'로 자리 잡고 있는지 모른다.

뉴노멀 환자들이 수술 또는 시술을 받으러 오면 나는 현재 상태를 정확히 진단하고, 지금까지 축적된 과다한 부분을 모두 녹이도록 우선 권유한다. FOS를 겪어보고 문제점을 파악한 환자라면 내 말에 크게 공감하면서 지금껏 시술한 자신의 역사(?)를 모두 녹이는 데 동의한다.

여기서 나는 과다한 물질을 녹인 후에 다시 넣기를 추천한다. 아이러니한 얘기지만 현실이 그렇다. 필러를 다시 넣는 이유는 필러를 모두 녹일 경우, 처짐과 꺼짐이 두드러져 오히려 노안으로 보일 수도 있기 때문이다. 결국 볼륨의 보충이 필요한데, 적절한 부위에 정확한 용량의 처방이 들어간다면 FOS에 의한 부작용 없이도 본래 지닌 아름다움을 끌어낼 수 있다.

몇몇 SNS와 인터넷 방송으로 인해 필러에 대한 인식이 예전과 비교해 부정적인 것은 사실이다. 미적인 기준과 중도를 지키지 못하는 시술자와 자신의 변화되는 모습에 적응해 버려 이내 더 예쁘고 젊어지길 갈망하는 환자의 요구가 만들어낸 현상일 것이다. 과유불급의 미덕이 절실한 시대다.

아름다워지려고, 젊음을 되찾으려고 시도하는 시술과 수술. 미를 향한 인간의 욕망을 탓할 순 없다. 어떤 이들은 성형수술을 통해 기적을 기대하고 어떤 이는 자신감 넘치는 삶을, 또 다른 이는 젊은 활력을 꿈꾼다. 모든 이들의 꿈을 이루어줄 순 없겠지

눈밑지, 나 믿지?

만, 성형외과 의사로서 지켜야 할 원칙과 도덕과 윤리의 테두리 안에서 중도의 미학을 이루려 애쓴다. 이는 '성형은 복원과 유지'라는 나의 신념에서 출발한다. 그것은 누군가를 젊고 빛나던 시절로 되돌리려는 노력과 아름다운 순간을 기필코 유지시키겠다는 다짐이다.

지금 여기에서, 나는 다시 시작한다

열다섯 살 소년부터 여든다섯 노인까지. 남녀노소 세대를 아우르는 4,000여 명의 환자가 내 손끝을 거쳐 눈밑의 건강과 젊음을 찾았다. 수술 당시의 눈밑 상태가 다양했기 때문에 항상 완벽한 결과를 내지는 못했어도 최선의 결과였다고 자신 있게 말할 수 있다. 단 한 명의 눈밑도 소홀히 여기지 않았다.

그런데, 내가 이렇게 몸을 갈아 넣어 많은 사람의 눈밑을 예쁘게 해주었지만, 한편으론 앞으로 몇 명이나 더 수술할 수 있을지 의문이 생긴다. 지금부터 30년간 진료를 더 한다 쳐도 고작 4만여 명에게 내 눈밑지방재배치 무공을 보여줄 수 있다는 계산이

나온다. 이는 대한민국 인구의 1퍼센트도 채 안 되는 수준이니, 물리적 한계를 절감한다.

그래서 펜을 들었다.

수술 없이 눈밑 건강을 유지하는 비결, 눈밑지방재배치수술에 관한 나의 철학, 안전한 눈밑 시술에 관한 이야기 등을 가족이나 친구에게 귀띔하듯 가감 없이 써 내려갔다. 4천 명, 4만 명보다 더 많은 독자의 눈밑이 (나에게 진료를 받지 않더라도) 젊고 예뻐지길 기대하면서.

사진을 찍고 성형수술을 하는 것처럼 무언가를 감각 있게 꾸미는 직관적인 영역은 자신이 있지만, 글을 맛깔나게 쓰는 재주는 없다고 생각했다. 처음엔 억지로 재미있게 쓰려고 노력하였으나 글도 쓰다 보니 점점 실력이 늘었고, 원고의 절반을 넘기니 훨씬 마음이 편안해졌다. 재미는? 여기까지 읽으셨다는 걸로 판단해도 되지 않을까.

많은 수술을 하면서 정립한 눈밑지방재배치에 관한 생각을 기술하는 동안 여러 가지 수술 및 시술 방식과 비교가 불가피하였는데, 혹여 업계 동료를 폄훼하는 건 아닐지 우려되어 이 점을 가장 세심하게 다루었다. 표현을 순화해서 사용하거나 주제를 바꾸기도 한 건 이 때문이다. 못다 한 말에 대한 아쉬움이 왜 없겠냐마는 때론 그런 배려가 필요하기도 하다.

물론 지금 내가 수술하는 방식이 최선이라는 생각엔 변함없다. 그 정도 굳은 철학이 있어야 올바른 진료가 이루어지지 않겠나. 나의 눈밑지방재배치수술은 수많은 케이스를 통해 조금씩 변화하고 발전해 왔다. 그렇다고 내 방식만 옳고 완벽하다는 생각은 해본 적 없다. 예전엔 옳았지만, 지금은 틀린 부분도 있다. 늘 그래왔듯 이 기술을 더 발전시키기 위해 앞으로도 끊임없는 노력을 기울일 것이고, 더 좋은 방법이 있으면 언제든 받아들일 자세가 되어있다. 5년 후에는 어떤 진보된 기술이 등장할지 누가 알겠나. 그때가 되면 이 책의 개정판이 필요할지도 모른다.

　　처음에는 의욕 넘치게 시작했으나 책을 쓰는 고통스러운 과정을 겪으면서 다음 책은 없을 거라고, 다시는 안 쓸 거라고 생각하던 사람도 책이 출간될 즈음에는 다음 책을 구상한다고 한다. 원고 작성으로 숨 가쁘게 돌아갔던 지난 반년 동안, 나 또한 이 책이 처음이자 마지막이 될 것이라고 확신했지만, 에필로그를 쓰는 지금은 다음 책의 주제는 무엇으로 할지를 고민하고 있다.

　　이 책이 눈밑에 국한된 지식과 에피소드를 담았다면, 다음 책은 좀 더 폭넓게 성형외과 전반에 관해 다루거나 안티에이징에 포커스를 맞추어 세련되게 늙어가는 비결을 이야기하고 싶다. 본업과는 별개로 인체와 자연을 결합한 에세이 사진집을 내고 싶고,

아파하는 지구를 살릴 수 있는 작은 실천 방법을 기록하고 싶기도 하다. 늦었지만 환경보호와 탄소중립에 관심을 가지기 시작했고, 플라스틱 일회용 컵 대신 텀블러 사용하기부터 실천하고 있다. 미약하나마 내가 가진 재능과 영향력을 십분 발휘해 노화로 치닫는 지구 또한 건강하고 올바르게 안티에이징 할 수 있도록 보탬이 되고 싶다.

매일 바쁘고 정신없게 살면서도 DJ도 하고 사진도 찍고 여행도 다니는 내 삶을 보여주는 것에 흥미를 느낀다. 브이로그를 하면 대박이 날 것 같다는 말을 평소에도 많이 듣는다. SNS 속 내 모습을 보며 대리만족한다거나, 내 덕에 에너지를 얻었다는 피드백을 종종 받는다. 이왕이면 책을 통해서 더욱 많은 사람에게 다이내믹한 삶의 조각을 보여주는 것도 의미가 있지 않을까?

2025년 4월 16일부터 5월 18일까지 신사동 가로수길에 있는 사진문화공간 〈룩인사이드 갤러리〉에서 나의 첫 번째 단독 사진전이 열린다. 오프닝에는 사진 도슨트와 북토크 및 DJ 파티까지 계획되어 있다. 개인전이 열리는 공간을 예쁘게 단장해 전시 기간 동안 꼭 가봐야 할 핫플레이스로 만들 것이다.

넘치는 호기심을 동력으로 살아온 시간이었고, 그래서 가능한 책이었다. 한동안 진료 외에는 전시회 준비와 촬영 여행에 푹 빠져 지낼 거 같다. 적어도 지금은, 끝낸 기쁨을 만끽하고 싶다.

지금 머리 위를 스쳐 지나가는 얼굴들, 모두에게 감사하다.

눈밑지
나 믿지?

밥 먹고 눈밑지방재배치 생각만 한
성형외과 의사의 진솔한 이야기

초판 1쇄 발행 2025년 4월 16일

지은이 최동헌

기획 백정우

편집 이현호

표지디자인 송이영

펴낸이 조동욱

펴낸곳 보이스프린트

만든곳 와이겔리

등록 제2020-000049호

주소 03057 서울시 종로구 계동2길 17-13(계동)

전화 (02) 744-8846

팩스 (02) 744-8847

이메일 aurmi@hanmail.net

블로그 http://blog.naver.com/ybooks

인스타그램 @domabaembooks

ISBN 979-11-987625-3-5 03510

＊책값은 뒤표지에 있습니다.

＊잘못 만들어진 책은 바꿔 드립니다.

＊'보이스프린트'는 '와이겔리' 출판사의 임프린트입니다.